당뇨병엔 밥보다 스테이크를 먹어라

《TOUNYOUBYOU WA GOHAN YORI STEAK WO TABENASAI》
Copyright ⓒ Zenji Makita 2010
All rights reserved.
Original Japanese edition published by KODANSHA LTD.
Korean translation rights arranged with KODANSHA LTD.
through Shin Won Agency Co.

이 책의 한국어판 저작권은 신원에이전시를 통한
KODANSHA LTD.와의 독점 계약으로 도서출판 이아소에 있습니다.
저작권법에 의해 한국 내에서 보호를 받는 저작물이므로 무단전재와 무단복제를 금합니다.

새로운 당뇨병 치료법

당뇨병엔 밥보다 스테이크를 먹어라

당뇨병 전문의 마키타 젠지 지음 | 이근아 옮김

아아소

당뇨병엔 밥보다 스테이크를 먹어라

초판 1쇄 발행_ 2012년 11월 15일
초판 3쇄 발행_ 2023년 1월 11일

지은이_ 마키타 젠지
옮긴이_ 이근아
펴낸이_ 명혜정
펴낸곳_ 도서출판 이아소

등록번호_ 제311-2004-00014호
등록일자_ 2004년 4월 22일
주소_ 04002 서울시 마포구 월드컵북로5나길 18 1012호
전화_ (02)337-0446 팩스_ (02)337-0402

책값은 뒤표지에 있습니다.
ISBN 978-89-92131-66-7 13510

도서출판 이아소는 독자 여러분의 의견을 소중하게 생각합니다.
E-mail: iasobook@gmail.com

여는 글

당신은 참으로 운이 좋은 사람입니다. 왜냐하면 이 책을 만날 수 있었기 때문입니다. 첫마디부터 뜬금없이 건방진 소리를 하는 것 같지만, 당신이 이 책을 선택해준 것이 저자로서 얼마나 기쁜지 모르겠습니다.

저는 당뇨병 전문의입니다. 외국 드라마에 주인공으로 자주 등장하는 응급의학과 의사도 아니고 화려한 수식어가 붙는 심장외과의사도 아닙니다. 이런 의사가 당신의 생명에 관해 말하는 것이 이상하게 생각될지도 모르겠습니다. 그러나 의문을 잠시 접어두고 일단 읽어주길 바랍니다. 읽고 나면 이 책의 의미가 완전히 다르게 다가올 것입니다.

이 책을 쓴 목적은 크게 두 가지입니다.

한 가지는 사람들이 대부분 잘못 알고 있는 당뇨병의 현실에 대해 제대로 알리는 것입니다. 당뇨병을 가볍게 생각해서 인생을 망치는 일을 피하기 위해, 우리가 꼭 알아야 할 것들을 최신 정보를 바탕으로 밝혀나갈 생각입니다. 또 한 가지 목적은 더 늦기 전에 당신을 당뇨병에서 구해내는 것입니다.

　아시아는 당뇨병 치료 분야에서는 미국이나 유럽보다 3년 이상 뒤처져 있습니다. 당뇨병은 암 같은 병과는 달리 생명을 위협하지 않는다고 생각하는 사람이 많습니다. 그러나 이것은 완전히 잘못된 생각입니다.
　당뇨병 자체는 우리를 고통스럽게 하지는 않습니다. 혈당치가 높거나 소변에 당이 섞여 있다고 해서 일하는 데 문제가 생기거나 입맛이 떨어지거나 하지는 않습니다.
　하지만 어느 시기를 경계로 언덕에서 내려오듯이 증상이 급격히 악화되어 순식간에 손을 쓸 수 없는 지경에 이르게 됩니다. 왜냐하면 당뇨병은 '합병증'을 일으키는 병이기 때문입니다. 당뇨 합병증에는 망막증이나 신장질환 등이 있는데, 치료 시기를 놓쳐 망막증이 악화되면 실명을 하게 되고, 신장을 방치하면 혈액 투석을 해야 합니다. 이렇게 되면 인생을 즐기거나 필요한 활동을 제대로 할 수 없습니다. 그리고 얼마 안 가 목숨까지 잃게 됩니다.
　이런 사태는 왜 일어날까요? 합병증은 자신도 알아채지 못하는 사이에 진행되고, 어느 단계를 넘어가면 어떤 치료로도 진행을 막을 수 없기 때문입니다. 깨달았을 때는 이미 돌이킬 수 없는 상태가 되어 있는 거지요.

하지만 늦기 전에 적절한 조치만 취해주면 합병증은 해결할 수 있습니다. 그런데도 어째서 사람들은 적절한 대응을 하지 못하는 것일까요? 그것은 당뇨병의 실체를 모르기 때문입니다.

"실명할 줄 알았다면 더 조심했을 텐데……."

"혈당치를 낮춰도 합병증이 낫지 않는다니 전혀 몰랐어!"

이러한 일을 당하지 않으려면 의사의 말만 무조건 따라서는 안 됩니다. 자신의 힘으로 진짜 지식을 얻어야 합니다. 모든 병이 그렇겠지만, 특히 당뇨병은 제대로 된 지식을 알고 있느냐 아니냐로 인생의 질이 크게 달라집니다. 저는 여러분이 이 책을 통해 그 차이를 깨달았으면 합니다.

이 책에서는 당뇨병의 무서운 점도 소개하고 있습니다. 하지만 안심하기 바랍니다. 당뇨병에 대해 제대로 알기만 하면 그러한 일은 결코 일어나지 않습니다. 당뇨병에 대한 올바른 지식을 통해 우리는 인생을 즐기고 행복하게 생활할 수 있습니다. 그리고 스스로 건강을 지키게 되면서 진정한 자신감을 갖게 됩니다.

당뇨병 전문의 마키타 젠지

차례

여는 글 · 5

1장 이대로는 전 국민이 당뇨병에!

혈당치 주의를 받은 사람의 90퍼센트가 당뇨병에 걸린다 · 15

밥은 당뇨병의 원인 · 18

지금 즉시 눈을 뜨자 · 20

누구나 당뇨병에 걸릴 수 있다 · 22

착각 1. 건강검진에서 간신히 정상 범위에 들어갔다 · 23

착각 2. 경계형이므로 안심 · 23

착각 3. 당뇨기가 있을 뿐 · 24

착각 4. 문제가 되는 것은 혈당치뿐 · 25

착각 5. 술은 딱 끊었다 · 25

착각 6. 칼로리 제한을 하고 있다 · 26

착각 7. 흰쌀은 끊고 현미로 바꿨다 · 27

착각 8. 나는 뚱뚱하지 않으니까 괜찮아 · 28

착각 9. 저혈당이니 당분을 보충해야 한다 · 28

착각 10. 언제든지 치료할 수 있다 · 29

착각 11. 혈당치를 조절할 수 있다 · 30

착각 12. 병원에 다니고 있다 · 31

착각 13. 젊은 여성과는 관계없는 이야기다 · 31

착각 14. 아이는 통통한 편이 좋다 · 32

착각 15. 인슐린 치료는 무조건 싫다 · 33

2장 혈당치가 높다는 것은 어떤 의미인가?

지식 획득에 탐욕스러워져라 · 37
검사 수치 보는 법 · 39
자각증상이 없는 무서운 병 · 41
당뇨병은 12년 동안의 청구서 · 43
낫지 않는 병 · 46
췌장에 큰 부담을 주고 있지 않은가 · 49
건강에 대한 자만이 오히려 췌장을 약하게 한다 · 52
경계형이야말로 노력할 가치가 있다 · 54
동양인은 췌장이 약하다 · 58
밥은 혈당치를 높인다 · 63
젊은 여성이야말로 당뇨병 검사를 받아야 한다 · 65
어린이 당뇨가 늘고 있다 · 68
저혈당증이라는 병이 있다 · 72
고혈당인 사람은 수술을 받을 수 없다 · 76
당뇨병 환자는 암에 걸리기 쉽다 · 78
협력과 데이터로 대응 · 81
혈당치를 높이는 스트레스와 우울증 · 84

3장 모든 원인은 탄수화물

탄수화물을 끊을 수 없다 · 89
모든 탄수화물은 포도당이 된다 · 91
살이 찌는 최대의 원인은? · 95

아무리 먹어도 살이 빠진다 · 98
밥보다 스테이크를 먹어라 · 100
그래도 밥이 먹고 싶을 때는 · 104
반대로만 해왔다! · 109
메밀국수는 설탕과 다를 바 없다 · 111
술 마신다고 무조건 혈당치가 올라가는 것은 아니다 · 114
탄수화물 계수법 · 118
혈당치를 직접 측정한다 · 121
혈당치를 실감하면 자신감이 붙는다 · 124
라면으로 마무리하는 것은 치명적이다 · 126
혈당치 조절에 성공하다 · 128
멜론 빵은 악마의 식품이에요! · 136

합병증은 무조건 막아야 한다

진짜 무서운 것은 합병증 · 141
80퍼센트가 자신의 단계를 모른다 · 145
합병증이 일어나기 쉬운 세 가지 부위 · 150
가장 많이 나타나는 자각증상은 손발 저림 · 153
생명을 위협하는 신장질환 · 156
갑자기 눈에 먹물이 쏟아졌다 · 159
두려워하지도 말고 방심하지도 마라 · 161

5장 당뇨병 합병증의 주범은 AGE

10년 전의 잘못된 식생활의 낙인 · 165
AGE는 왜 만들어지나? · 167

합병증은 왜 생기나? • 169
알츠하이머병과 기미의 원인 • 171
어느 정도 축적되어 있는가 • 174
AGE의 축적을 막으려면 • 177
메일라드 반응 • 180
발암물질 아크릴아미드 • 184
안티AGE 치료로 모든 수치가 정상으로 돌아오다 • 187
비타민이 효과적이다! • 190

믿을 것은 정확한 정보와 자신뿐

검사 결과를 흘려듣지 않는다 • 195
당화혈색소 수치로 알 수 있는 것 • 198
포도당 부하 검사에 대해 알아둘 것 • 201
약으로 당뇨병 이행을 막다 • 206
살도 빠지고 혈당치도 낮아지는 약 • 210
암 환자를 줄이는 치료법 • 214
간편해진 인슐린 • 217
빨리 시작할수록 좋다 • 220
시나몬이 혈당치를 낮춘다 • 223
전문의에게 진료받을 것 • 226
꾸짖는 의사는 무조건 피한다 • 229
공부 안 하는 의사가 많다 • 232
잘못된 검사를 하는 의사도 있다 • 234
체험담에 주의한다 • 238

맺는 글 • 241

1장

이대로는
전 국민이 당뇨병에!

혈당치 주의를 받은 사람의 90퍼센트가 당뇨병에 걸린다

일본 후생노동성은 5년마다 주요한 질병의 총 환자 수를 조사해서 발표하고 있다. 가장 최근의 조사는 2007년도인데, 특이할 만한 사항은 심장병, 뇌혈관 장애, 암 등에 비해 당뇨병 환자 수가 급격한 증가 추세를 보이고 있다는 점이다.

다음 그림은 당뇨병 환자 수의 추이를 정리해놓은 것이다. 그림을 보면 '당뇨병이 강하게 의심되는 사람'과 '당뇨병 가능성을 부정할 수 없는 사람' 모두 증가하고 있다. 이 둘을 합하면 2210만 명이라는 무시무시한 숫자가 된다. 10년 전의 약 1.6배다.

현재 총인구는 감소하고 있다. 당뇨병 같은 생활습관병에 걸릴 가능성이 높은 성인의 수는 당연히 총인구보다 적다. 이렇게 생각하면 2210만 명이라는 숫자가 무엇을 의미하는지 짐작이 될 것이다. 내가 당뇨병 전문의가 된 30년 전에는 성인 100명에 한 명 정도였던 당뇨병 환자가 2002년에는 6.3명 중 한 명으로 급격히 늘어났다. 머지않아 3명에 한 명꼴로 당뇨병에 걸릴 것이라고 예측하는 사람도 있다. 이제 당뇨병은 인류의 존속에까지 영향을 미치게 된 것이다.

"당뇨병 같은 건 나와 상관이 없다"고 장담할 수 있는 사람은 없다. 그렇게 생각하는 사람이 있다면 이 책의 목적에 가장 부합하는 독자가 될 것이다. 그대로 놔두면 언젠가는 심각한 당뇨병 환자가 될지도 모르는데 그것을 깨닫고 피할 수 있기 때문이다. 그리고 평

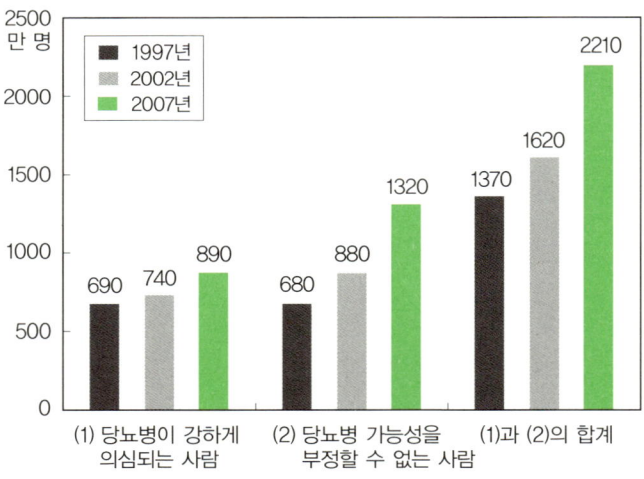

빠르게 증가하는 당뇨병 환자 수

(1) '당뇨병이 강하게 의심되는 사람'이란 당화혈색소 수치가 6.1% 이상, 또는 질문표에서 '현재 당뇨병 치료를 받고 있다'고 답한 사람
(2) '당뇨병 가능성을 부정할 수 없는 사람'이란 당화혈색소 수치가 5.6% 이상, 6.1% 미만으로, (1) 이외의 사람

후생노동성, 〈2007년 국민건강 영양 조사〉

소에 혈당치가 신경 쓰였던 사람은 이 책을 읽고 나면 어떤 노력이든 기울이게 될 것이다.

건강검진에서 혈당치가 높은 편이라고 주의받은 사람들은 대부분 별다른 대응 없이 그냥 넘어간다. 좀 더 심각해지면 병원에 가겠다고 생각하기 때문이다. 그러나 그때는 이미 돌이킬 수 없다. 이 점이 당뇨병의 무서운 부분이다. 반대로 일찍 손을 쓸수록 당뇨병은 경과가 좋다.

당뇨병은 지금 무엇을 하느냐로 미래가 180도 달라진다. 고혈압이나 고지혈증 같은 다른 생활습관병과는 이 부분에서 본질적으로 차이가 난다.

30년간 당뇨병 전문의로 일해온 경험에 비춰 말하자면, 혈당치 주의를 받은 사람의 90퍼센트는 지금까지의 생활을 계속하는 경우 언젠가 진짜 당뇨병에 걸리게 된다. 그러나 이 책을 읽는다면 90퍼센트가 아니라 나머지 10퍼센트에 들어갈 수 있다.

밥은
당뇨병의 원인

당뇨병에 대해 다시 생각해봐야 할 것들이 있다.

우선 당뇨병은 많은 사람들이 생각하고 있는 것보다 훨씬 까다로운 병이다. 혈당치만 높다고 자각증상이 나타나는 것은 아니다. 그러나 고혈당 상태가 계속되면 '당뇨병 합병증'이 생긴다. 이 합병증은 눈과 신장, 신경을 손상시키는데, 일단 한 번 진행되면 돌이킬 수 없다. 아무리 후회해봤자 소용없다. 당뇨병이란 이런 병이다. 당뇨병에 대해 생각할 때는 이후에 따라올 합병증이라는 존재를 엄중히 경계하는 것이 가장 중요하다.

두 번째는 많은 사람들이 좋다고 생각해서 하는 일이 오히려 당뇨병을 부를 수 있다는 점이다. 당뇨병 환자 수가 계속 늘어만 가는 것은 사람들이 대부분 '당뇨병에 걸릴 만한 생활'을 하고 있기 때문이다.

"지방을 많이 섭취하는 서구식 식생활은 몸에 나쁘기 때문에 육식이나 기름기는 피하고 밥 위주로 먹는 것이 좋다."

"칼로리를 지나치게 섭취하지 않도록 점심은 가볍게 메밀국수 정도로 그치는 것이 좋다."

이러한 잘못된 의식이 당뇨병 환자 수를 급격하게 증가시키고 있는 것이다. 당뇨병 예방에 관심이 있는 건강한 사람뿐만 아니라, 혈당치를 조절해서 당뇨병 합병증의 진행을 막아야만 하는 당뇨병 환자까지 이러한 생각으로 '혈당치를 더욱 높이는 생활'을 하고 있다.

당뇨병이나 당뇨병의 가장 큰 원인인 비만을 재촉하는 것은 밥이나 메밀국수 같은 탄수화물을 대량 섭취하는 식생활이다. 기름기 많고 칼로리가 높은 서구식 식생활을 해서가 아니다.

밥 중심의 식생활이 몸에 좋다고 생각하는 사람은 이 말이 도무지 이해되지 않을 것이다. 이에 대해서는 3장에서 자세히 설명하겠지만, 이러한 착각을 버리지 않으면 손을 쓸 수 없는 심각한 상황이 일어날 것이다.

지금 즉시
눈을 뜨자

+ +

이 책을 손에 넣은 당신은 행운아다. 이 행운을 계속 유지하고 싶다면, 당장 이 책을 읽기 바란다. 시간이 나면 읽겠다는 생각은 버리고, 어떤 책보다 먼저 이 책을 읽어야 한다. 이렇게 서두르는 것은 당뇨병이란 시간을 지체할수록 치명적인 결과를 낳기 때문이다.

당뇨병은 혈당치가 일정한 기준을 넘어가면 발병했다고 판단한다. 구체적으로는 공복 시 혈당치가 126mg/dl 이상이거나, 포도당 부하 검사에서 포도당 섭취 후 120분이 경과했을 때 혈당치가 200mg/dl 이상인 경우다.

하지만 이 단계에서는 몸의 변화를 전혀 느끼지 못한다. 이 때문에 그냥 혈당치가 높을 뿐이라고 생각하고 넘기게 된다. 그러나 이 단계에서 이미 당뇨병 합병증은 진행하고 있다.

당뇨병이 무서운 이유는 높은 혈당치 자체가 아니라 그로 인해 합병증이 발생하기 때문이다. 일본의 경우 당뇨병 합병증으로 실명하는 사람이 연간 3천 명에 달한다. 신장에 합병증을 일으켜 혈액 투석을 해야 하는 사람은 1만 6천 명 이상이다.

'시력이 떨어지면 안과에 가겠다' 거나 '투석하는 상황이 돼도 어떻게든 될 것'이라고 생각해서는 절대 안 된다. 당뇨병성 망막증의 경우 일단 시력이 떨어지면 실명을 막을 방법이 거의 없다. 또한 당뇨병성 신장질환으로 혈액 투석까지 하게 된 사람은 5년 생존율이 50퍼센트 이하로, 신장병 때문에 혈액 투석을 하게 된 사람보다 여명이 훨씬 짧다.

합병증은 당뇨병에 걸리고 나서, 즉 혈당치가 일정 기준을 넘어선 단계에서 아무 조치를 취하지 않을 경우 10년 정도 지나면 약 90퍼센트의 확률로 찾아온다. 따라서 한시라도 빨리 조치를 취해야 한다.

특히 위험한 것은 자신이 당뇨병인 줄도 모르고 있는 경우다. 아프지도 가렵지도 않으니 혈당치를 검사해보지 않는 한 당뇨병이라는 것을 알 수가 없다. 우연히 생명보험에 가입하기 위해 받아본 검사에서 당뇨병이라는 사실을 알고 병원을 찾았을 때는 이미 합병증이 심각하게 진행된 경우가 많다.

만약 어떤 증상 때문에 당뇨병이라는 사실을 알게 됐다면, 그때는 이미 심각한 상태라고 봐야 한다.

누구나 당뇨병에
걸릴 수 있다

+ +

동양인은 서양인보다 혈당치가 쉽게 상승하는 식생활을 하는 데다, 당뇨병에 걸리기 쉬운 체질까지 갖고 있다. 유전적인 요소에 의해 동양인은 서양인에 비해 2형 당뇨병이 쉽게 발병하는데(당뇨병에는 바이러스 감염 등이 원인인 1형 당뇨병과 생활습관병인 2형 당뇨병이 있다), 머지않아 아시아의 당뇨병 환자는 2억 명을 넘어설 것으로 예측하고 있다.

즉 아시아에 사는 우리는 누구라도 쉽게 당뇨병에 걸릴 수 있다. 당뇨병이 될 가능성이 충분한 것이다.

우선 자신의 당뇨병 가능성은 어느 정도인지 간단히 체크해보자. 다음 15가지 항목 가운데 하나라도 해당하는 것이 있다면 이 책이 상당히 도움이 될 것이다.

착각 1. 건강검진에서 간신히 정상 범위에 들어갔다

요즘에는 건강검진에서 공복 시 혈당치 대신 당화혈색소 수치를 중요하게 여기는 병원이 많아졌다. 당화혈색소 수치는 보통 1~2개월 동안의 평균 혈당 변화를 나타내는 것이다.

나는 이 수치가 5.2퍼센트 미만일 때 정상으로 판단하지만, 후생노동성의 기준으로는 5.6퍼센트 미만, 일반적으로는 5.8퍼센트 이하를 정상치로 본다. 그러나 5.8퍼센트 전후인 사람을 정밀하게 검사해보면 이중 약 60퍼센트가 명백한 당뇨병이다. 따라서 '5.7퍼센트는 정상 범위 안에 들어가므로 안심'이라는 생각은 잘못이다.

한편 공복 시 혈당치는 당뇨병 환자라도 정상 수치를 나타내는 경우가 얼마든지 있다. 따라서 공복 시 혈당 검사에서는 이상이 발견되지 않더라도 숨은 당뇨병(공복 시 혈당치는 정상이지만 식후 혈당치가 높은 경우)에 해당하는 사람이 상당히 많을 것이다.

가족이나 친척 중에 당뇨병 환자가 많은 사람, 정상 수치이기는 하지만 매년 아슬아슬하게 정상 범위 안에 드는 사람은 숨은 당뇨병일 가능성이 아주 높다. 그대로 방치하면 자신도 모르게 당뇨병 환자로 살면서 합병증을 진행시킬 위험이 있다.

착각 2. 경계형이므로 안심

'경계형'이란 정상도 아니고 당뇨병도 아닌 영역에 있는 사람을 가리킨다. 구체적으로는 공복 시 혈당치 110~125mg/dl, 당화혈색소 수치 5.2퍼센트 이상인 사람에게 포도당 부하 검사를 해서 판단한다.

이 경계형은 당뇨병으로 진단받는 것보다 오히려 상황이 좋지 않을 수 있다. 명백한 당뇨병인데도 합병증 같은 것은 전혀 신경 쓰지 않고 치료해야 할 소중한 시간을 그대로 흘려보낼 가능성이 높기 때문이다.

경계형이라는 진단을 받으면 당뇨병이 아니니까 괜찮다고 생각할 수 있지만, 당뇨병이라도 검사에서 이상이 발견되지 않는 경우가 많기 때문에 절대 안심해선 안 된다. 이것을 어떻게 받아들이느냐로 자신의 미래가 결정된다는 것을 잊지 말자.

착각 3. 당뇨기가 있을 뿐

의사에게 "당뇨기가 있으니 주의하라"는 말을 들으면 어쩐지 안심하게 된다. 경계형이라는 말을 듣는 것보다 위기감이 훨씬 덜할지도 모른다.

그러나 이 말은 "당신은 당뇨병입니다"와 같은 의미로 받아들여야 한다. 의사로서는 환자에게 충격을 주지 않도록 가볍게 말한 것일 수도 있고, 단정적으로 말하지 않아도 당뇨병이 얼마나 심각한 병인지 환자가 이해하고 있다고 생각했을 수도 있다. 어떤 경우든 분명한 사실은 의사가 당뇨병임을 고하고 있다는 것이다.

위내시경 검사 결과 위암으로 판명된 환자에게 "위암기가 있으니 주의하라"는 말을 하는 의사는 없다. 설령 그런 말을 했다고 해도 그대로 흘려들을 환자는 없을 것이다. 1~2년 후의 생사가 걸린 문제가 아니기 때문에 당뇨병에 대해서는 애매한 표현이 통용된다. 그러나 그 말을 곧이곧대로 믿다가는 몇 년 뒤 암울한 현실이 기다리고 있을 것이다.

착각 4. 문제가 되는 것은 혈당치뿐

회사에서 받은 건강검진 결과가 날아오면 동료와 서로 수치를 비교하면서 일희일비하는 광경을 볼 수 있다. 그런데 사람들은 보통 고혈압이나 지방간에 비해 혈당치가 조금 높은 것은 대수롭지 않게 생각한다. 혈당치는 '혈당치만'의 문제로 끝나지 않는다. 혈당치가 높다는 것은 온몸에 큰 문제가 있다는 의미다.

당뇨병 진단을 받으면 혈당치를 조절하고 합병증을 예방하는 데 게을리 해서는 안 된다. 그러나 이것만으로는 부족하다.

당뇨병 환자는 그렇지 않은 사람에 비해 혈관계 질환은 물론 암이나 알츠하이머 발병률도 높다. 또한 혈당치가 높으면 면역력이 떨어져 병에 잘 걸릴 뿐만 아니라 낫는 것도 더디다. 신종인플루엔자 같은 감염증이 중증으로 진행하기 쉬운 것도 이 때문이다. 혈당치는 당신에게 위험 신호를 보내고 있다는 것을 잊어서는 안 된다.

착각 5. 술은 딱 끊었다

"술을 무척이나 좋아하지만 당뇨병이라는 말을 듣고 딱 끊었다"는 사람이 많다. 하지만 굳이 그럴 필요는 없다. 바쁜 일과를 끝내고 스트레스도 해소할 겸 한 잔 마시는 즐거움을 포기하는 것은 오히려 정신 건강에 좋지 않다.

의사들이 당뇨병 환자에게 금주를 권하는 가장 큰 이유는 '술의 칼로리가 높기 때문'이라고 한다. 그러나 뒤에서도 자세히 설명하겠지만 혈당치를 높이는 가장 큰 주범은 탄수화물이며, 칼로리는 영향을 미치지 않는다. 오히려 미국 당뇨병학회지에는 와인을 마시면 다음 날 공복 시 혈당치가 떨어진다는 보고가 있었다.

"술을 마시면 그만큼 식사량을 줄여 칼로리를 조절해야 한다"는 의사의 지시대로 회식자리에서 식사에 거의 손을 대지 않았더니, 술의 힘과 식사량 감소로 다음 날 저혈당 상태로 떨어졌다는 웃지 못할 이야기도 있을 정도다.

착각 6. 칼로리 제한을 하고 있다

'서구화된 식생활이 당뇨병 증가 원인'이라는 설이 아직까지 기세를 떨치고 있다. 일본의 어느 전통여관에서는 새로운 손님을 끌어들이기 위해 당뇨병 환자도 안심하고 먹을 수 있는 식단을 내세웠다. 메뉴를 살펴보니 고급스럽고 건강식으로 보이긴 해도 철저하게 저칼로리에 충실한 식단이었다. 노력은 칭찬해줄 만하지만 안타깝게도 당뇨병 환자에게 문제가 되는 것은 칼로리가 아니다. 탄수화물이 많이 함유되어 있으면 결과적으로 혈당치는 올라가고 만다.

의사의 말을 듣고 육류나 튀김 같은 것은 먹지 않는 당뇨병 환자가 많다. 그들은 하루 섭취 칼로리를 조금이라도 줄이려고 점심은 메밀국수나 편의점 주먹밥으로 끝낸다. 그러나 쌀이나 빵, 면 종류 같은 탄수화물이야말로 혈당치를 높이는 주범이라는 사실은 의외로 잘 알려져 있지 않다.

스테이크는 아무리 먹어도 혈당치가 올라가지 않지만 밥이나 토스트는 급격히 올라간다. 이것은 환자들의 식후 혈당치 기록에서도 증명되고 있다(102쪽 표 참조).

착각 7. 흰쌀은 끊고 현미로 바꿨다

한때 GI(Glycemic index, 혈당지수)와 혈당치의 관계가 주목을 받은 적이 있다. 예를 들어 우동보다 메밀국수, 흰쌀보다 현미처럼 정제가 덜되고 색이 짙은 식품이 혈당치를 덜 높인다고 보았다.

그러나 현미든 흰쌀이든 탄수화물인 이상 혈당치는 똑같이 올라간다. 현미가 섬유질과 미네랄이 풍부한 만큼 흰쌀보다 몸에 좋은 것은 분명하다. 하지만 혈당치에서는 전혀 차이가 없다.

우동과 메밀국수도 마찬가지다. 환자들의 식후 혈당치 기록을 보면 메밀국수를 먹은 뒤에 혈당치가 아주 높게 올라갔다.

"현미는 몸에 좋으니 열심히 먹자", "색이 짙은 메밀국수가 훨씬 낫다"고 생각해 계속 먹다가는 당뇨병이 악화될 위험이 크다.

착각 8. 나는 뚱뚱하지 않으니까 괜찮아

비만은 당뇨병의 최대 원인이다. 자세한 설명은 3장에서 하겠지만, 살이 찐 사람은 혈당을 조절하는 췌장의 호르몬인 인슐린이 제대로 작용하지 않는다. 따라서 그만큼 필사적으로 인슐린을 분비하기 위해 췌장에 부담을 주게 되어 결국 췌장의 기능이 약해진다. 췌장이 약해지면 인슐린의 분비는 더욱 힘들어져 혈당치 조절이 안 되는 악순환에 빠진다. 비만한 사람이 당뇨병에 이르는 최단거리에 있다는 것은 틀림없는 사실이다.

그렇다면 살이 찌지 않은 사람은 괜찮은 걸까? 결코 그렇지 않다. 날씬하거나 말라도 췌장의 기능이 나쁘면 당뇨병에 걸린다. 특히 동양인은 마른 사람 중에 식후 혈당치가 높아지는 경우가 상당히 많다. 식후 혈당치의 급상승은 혈관을 상하게 해 합병증을 진행시키지만 대부분은 이것을 모르고 생활한다. 건강검진 때 검사받는 공복 시 혈당치가 정상이기 때문이다.

또한 살이 찌지 않은 사람은 자신이 고혈당이 될 수 있다고는 추호도 생각하지 않는다. 이러한 '숨은 당뇨병' 환자는 상당히 많을 것으로 추정된다. 이들은 자신의 상태를 모르기 때문에 병을 더 키우게 된다.

착각 9. 저혈당이니 당분을 보충해야 한다

피곤하거나 머리 쓰는 일을 계속할 때 혈당치가 떨어졌다고, 또는 머리회전이 안 되는 것 같다고 당분을 보충하는 사람이 많다. 이러한 모습은 젊은 여성들에게서 많이 볼 수 있는데, 기분전환으로 초콜릿 한 조각 정도 먹는 것은 괜찮지만, 필요도 없는 많은 양의 당분을 섭취하는 것 같아 우려된다.

요즘은 포도당 캔디나 포도당 음료수 같은 식품을 쉽게 손에 넣을 수 있다. 이름은 제각각이지만 대부분은 100퍼센트 포도당 제품이다. 이러한 제품은 피로 회복에 즉각적인 도움이 된다고 광고하기 때문에 이것을 먹으면 건강을 유지할 수 있다고 생각하기 쉽다. 그러나 습관적으로 먹다가는 당을 과다 섭취하게 된다.

우리 몸에서 사용하고 남은 포도당은 글리코겐으로 축적된다. 혈당치가 낮아지면 이 글리코겐이 포도당으로 바뀌어 에너지로 쓰인다. 따라서 보통은 머리가 돌아가지 않을 정도로 저혈당이 될 일이 없다. 머리회전이 안 되는 것을 혈당치 탓으로 돌려서는 안 된다.

착각 10. 언제든지 치료할 수 있다

혈당치가 높다는 진단을 받아도 그냥 흘려듣고 마는 사람이 있다. 마음만 먹으면 당뇨병쯤은 언제든지 고칠 수 있다고 생각하기 때문이다.

이것이 다이어트라면 자신만만해도 상관이 없다.

"지금 몸무게가 78킬로그램인데, 80킬로그램을 넘으면 진짜 살을 뺄 거야."

의지가 강한 사람이라면 80킬로그램을 넘은 시점에서 다이어트에 돌입해 70킬로그램까지 감량할 수도 있을 것이다. 실제로 운동선수나 연예인들은 수시로 이런 식의 다이어트를 한다. 그러나 당뇨병의 경우는 이것이 통하지 않는다.

당뇨병 자체는 아프지도 가렵지도 않으며, 당뇨병 합병증은 초기 단계에서는 증상이 나타나지 않는다. 자각증상이 나타났을 때는 이미 늦었다고 봐야 한다. 나중은 없다. '지금'이 아니면 안 된다.

착각 11. 혈당치를 조절할 수 있다

당뇨라는 병은 의사의 치료만으로 또는 환자의 노력만으로는 치료되지 않는다. 환자와 의사가 서로 협조해 함께 노력해야 한다.

의사가 약을 처방하거나 식사 지도를 할 수는 있어도 최종적인 혈당치 조절은 환자 본인의 노력이 중요하다. 따라서 혈당치 조절이 잘되면 '이제는 혼자서 할 수 있으니 괜찮다'고 생각한다. 그러나 여기에는 크나큰 함정이 도사리고 있다. 당뇨병에서 가장 중요한 합병증 대책이 빠져 있기 때문이다.

합병증은 혈당치를 완벽하게 조절하고 있더라도 발병하는 경우가 많다. 합병증은 일단 진행하면 막기가 힘들다. 자각증상이 전혀 없는 단계에서 전문적인 대처를 해두지 않으면, 실명이나 혈액 투석 같은 심각한 사태가 일어날 수 있다. 따라서 혈당치 상태가 나빠지기 전에 전문의의 도움을 받아야 한다.

착각 12. 병원에 다니고 있다

당뇨병 환자는 현재 급격히 증가하고 있으며 앞으로도 계속 증가할 것으로 추정된다. 반면에 당뇨병 환자를 제대로 진료할 수 있는 전문의는 턱없이 부족하다.

당뇨병 환자 중에는 혈당치는 스스로 조절할 수밖에 없고, 병원에서는 정기적으로 약을 처방받거나 검사를 받는 것뿐이니 어느 병원이든 상관없다고 생각하는 사람이 많다. 병원을 선택하는 첫 번째 기준이 '가까운 거리'라는 사람도 있다. 그러나 당뇨병은 그렇게 간단한 병이 아니다. 합병증을 막으려면 전문적인 지식과 경험이 풍부한 의사를 선택하는 것이 중요하다.

전문의 입장에서 보면 어처구니없는 검사를 하거나 무의미한 약을 처방하는 의사도 있다. 당뇨병 전문 클리닉에는 이러한 치료 때문에 이미 손을 쓸 수 없을 정도로 합병증이 진행된 환자가 끝도 없이 찾아온다.

당뇨병 전문의가 환자에 비해 부족해 모든 당뇨병 환자가 진찰을 받기는 무리겠지만, 적어도 1년에 한 번은 현재의 치료 방법을 지속해도 되는지 전문의에게 진단을 받아볼 것을 권한다.

착각 13. 젊은 여성과는 관계없는 이야기다

당뇨병은 중년 이상의 남성들이 걸리는 병으로 생각하는 젊은 여성이 많다. 자신이 당뇨병에 걸릴 수 있다고는 꿈에도 생각하지 않는다. 하지만 20대 여성 중에도 당뇨병 환자가 상당수 있으며 30~40대가 되면 그 수가 더욱 증가한다.

여성의 경우는 날씬해서 겉으로는 도저히 당뇨병으로 보이지 않는 사람이 많다. 췌장의 기능이 원래 약한 사람이 여기에 해당될 것이다. 또 단것을 너무나 좋아해서 케이크나 아이스크림 등을 자주 먹는 사람도 당뇨병일 가능성이 높다.

회사원이 아니면 정기적으로 건강검진을 받을 기회가 별로 없다. 게다가 여성은 남성에 비해 건강에 관심이 없는 편이다. 자신이 살고 있는 지역에서 건강검진 안내문이 와도 검사를 받으러 가는 사람은 많지 않다.

그러나 젊은 여성에게 당뇨병은 특히 위험하다. 고혈당은 출산에 큰 영향을 미치기 때문이다. 산모의 몸에 부담이 갈 뿐만 아니라 태아의 기형 비율도 매우 높아진다. 젊은 여성이라고 해서 안심해서는 안 된다. 부디 당뇨병에 민감해지길 바란다.

착각 14. 아이는 통통한 편이 좋다

"우리 아이는 기운이 넘치고 뭐든지 잘 먹어요."

"아이는 역시 통통해야 귀엽죠."

이러한 부모의 인식이 아이의 건강을 해칠 수 있다. 아이를 진심으로 위한다면 살이 찌는 것을 그냥 넘겨서는 안 된다.

비만 체질 그대로 성인이 되면 당뇨병을 비롯한 여러 가지 생활습관병에 걸리기 쉬운데, 성인이 되고 나서의 일을 걱정할 때는 이미 지났다. 현재 어린이 당뇨가 급증하고 있기 때문이다.

예전에는 어린이 당뇨병이라고 하면 1형에 한정되어 있었다. 1형은 생활습관과는 관계없이 발병하고 처음부터 인슐린 치료가 필요하기 때문에 위기의식이 강하다. 그러나 최근에는 아이들도 성인에게 발병하는 2형 당뇨병에 걸리는 일이 많아졌다. 이런 경우에는 특히 당뇨병에 대한 인식이 없기 때문에 병을 더욱 키우게 된다.

당뇨병은 발병하고 10년이 지나면 합병증이 나타난다. 따라서 어렸을 때 당뇨병에 걸리면 서른 살이 되기 전에 실명을 하거나 혈액투석을 받게 될 가능성도 있다. 아이들은 성인에 비해 혈당치를 검사할 기회도 적으므로 자각증상도 없이 지내다가 젊은 나이에 투병을 해야 하는 상황에 이른다. 이러한 비극은 어떻게든 피해야 할 것이다.

착각 15. 인슐린 치료는 무조건 싫다

당뇨병을 치료하는 현장에 있으면 "인슐린 주사를 맞아야 하는 사태는 어떻게든 피하고 싶다"는 환자가 여전히 많다는 사실에 놀라게 된다.

그러나 당뇨병에 걸렸을 때 가장 피하고 싶은 사태는 인슐린 주사를 맞아야 하는 사태가 아니라, 당뇨병 합병증으로 실명하거나 다리를 절단하고 혈액 투석을 하는 상황일 것이다.

적절한 인슐린 치료는 이러한 합병증으로부터 환자를 구해준다. 이것을 회피한다는 것은 합병증을 스스로 악화시키는 일이다. 두려움으로 외면하기보다 좀 더 이성적으로 판단해야 한다.

인슐린 치료는 현재 상당히 발전해 있다. 주사라고는 해도 사인펜 모양으로 바늘도 아주 가늘어 찔러도 거의 아프지 않다. 사용한 주삿바늘은 버리게 되어 있으므로 휴대하기도 간편하다.

예전에 인슐린 주사를 싫어하는 환자를 위해 흡입형 인슐린이 생산된 적이 있다. 입으로 인슐린 액이나 가루를 흡입하는 타입으로, 주사를 무서워하는 환자에게는 특효약으로 생각되었다. 그러나 의외로 인기가 없어 몇 년 후에 제약회사들은 판매를 중단하게 되었다. 환자들은 효과가 확실한 주사 쪽을 선택한 것이다. 게다가 생각만큼 아프지도 않다는 점도 장점으로 꼽힌다.

식사나 운동만으로 혈당치를 조절할 수 있다면 좋겠지만, 그렇지 못한 사람은 약으로 혈당치를 떨어뜨려야 하고, 약이 효과가 없으면 인슐린의 도움을 받으면 된다. 중요한 것은 합병증이 발병할 여지를 없애는 것이다.

2장

혈당치가 높다는 것은
어떤 의미인가?

지식 획득에
탐욕스러워져라

당뇨병을 치료하는 현장은 하루가 다르게 진화를 거듭하고 있다. 옛날에는 칼로리 계산이 중심이었으나, 지금은 탄수화물의 섭취를 줄이는 것이 중요하다는 사실을 알게 되었다. 이것 역시 크나큰 진전이다.

좋은 약도 계속 개발되고 있으며 인슐린 치료도 여러 가지 방법이 시험 단계에 있다. 이러한 변화의 흐름 한가운데 있는 현장에서는 어제의 상식이 오늘의 비상식이 될 수 있으며, 때로는 의사가 앞서 한 말을 철회해야 하는 경우도 생긴다. 의사가 자신의 실수를 인정하지 못한다면 진정한 의미에서 환자를 구할 수 없다.

마찬가지로 환자도 잘못된 지식에서 벗어나야 당뇨병으로부터 자신을 지킬 수 있다. 낡은 생각을 버리지 않으면 더 나은 치료를 받을 수 없다. 그러나 당뇨병 환자는 급증하고 있는데도 시대에 뒤떨어진 잘못된 인식이 여전히 활개치고 있다.

여기에는 늘어나는 환자 수에 비해 전문의가 턱없이 부족하다는 현실이 영향을 미치고 있다. 특히 그렇지 않아도 병원 자체가 부족한 지방에서는 당뇨병에 걸려도 전문병원에서 진료를 받을 기회가 적다.

이러한 상황에서는 환자가 지식 획득에 최선을 다해야 한다. 당뇨병은 전문의가 아니면 대처하기가 어려운 병이지만, 환자의 의지와 노력이 크게 영향을 미치는 병이기도 하다. 즉 올바른 정보를 가진 사람과 그렇지 못한 사람은 병의 경과가 전혀 다르다.

이 책을 통해 나는 사람들이 제대로 알지 못하거나 착각하고 있는 당뇨병의 진실을 알기 쉽게 설명하고자 한다. 때로는 전문적인 설명도 있겠지만, 꼭 필요한 것이라 생각하고 읽어주기 바란다.

세 사람 중 한 명이 당뇨병에 걸리는 시대가 눈앞에 다가왔다. 당뇨병은 우리가 눈치채지 못하는 사이에 서서히 진행해서 무서운 합병증으로 정체를 드러내는 병이다. 여기에서 우리 자신을 지키는 유일한 길은 상대방의 정체를 제대로 파악하는 것이다.

검사 수치 보는 법

건강검진 결과를 보는 것이 두려워 개봉하기를 주저하는 사람이 많다. 간신히 마음을 먹고 봉투를 열어 위와 폐, 대장 등의 결과를 훑어보고 '정상', '문제없음'이라는 글자가 보이면 안도의 한숨을 내쉰다. 반면에 혈액 검사 수치는 조금 나쁘게 나와도 열심히 사회생활을 한 증거라고 웃으며 흘려버린다.

하지만 혈액 검사 수치에는 소리 없이 진행하는 만성질환의 신호가 숨어 있다. 현명한 사람이라면 이 수치를 꼼꼼히 살펴봐야 한다.

당뇨병 진단은 공복 시 혈당치나 당화혈색소 수치를 보는 경우가 많다. 공복 시 혈당치가 110mg/dl 미만이면 일단은 정상으로 보지만, 108~109mg/dl라면 다음 번 검사 수치를 눈여겨봐야 한다.

만약 정상치라고 해도 가족이나 친척 중에 당뇨병 환자가 많다면 포도당 부하 검사를 받아보는 것이 좋다. 부모가 모두 당뇨병이라면 자식은 75퍼센트의 확률로 당뇨병이 발병하며, 부모 중 한 사람이 당뇨병이라도 25퍼센트는 당뇨병에 걸린다고 본다.

공복 시 혈당치가 126mg/dl 이상이면 당뇨병이다. 더도 덜도 아닌 정확히 126mg/dl인 경우도 스스로 당뇨병이라는 인식을 가져야 한다.

110mg/dl에서 125mg/dl 사이는 포도당 부하 검사로 당뇨병인지 경계형인지 확인할 필요가 있다. 내 경험으로 볼 때 경계형은 90퍼센트가 머지않아 당뇨병으로 이행한다. 따라서 경계형이라고 안심하는 것은 아주 위험한 일이다. 즉시 포도당 부하 검사를 받아보고 자신의 상황을 구체적으로 파악해 당뇨병으로 진행하지 않는 10퍼센트 안에 들어야 한다.

당화혈색소 수치는 1장에서도 설명했듯이 검사기관에 따라 정상 범위 수치가 제각각이다. 후생노동성 기준으로는 5.6퍼센트 미만을 정상으로 보지만, 나는 좀 더 엄격하게 적용해야 한다고 생각해서 5.2퍼센트 미만을 정상으로 판단한다. 5.8퍼센트는 일반적으로 정상으로 보지만, 이들의 약 60퍼센트가 당뇨병이다.

건강검진에서 당화혈색소 수치가 5.2퍼센트를 넘었는데도 재검사를 받아보라는 소견이 없다면, 자신이 판단해서 당뇨병 전문의를 찾아가보는 것이 좋다.

자각증상이 없는
무서운 병

대부분의 질병은 환자가 스스로 알아차리게 된다. 병명까지는 몰라도 통증 같은 고통스러운 증상이 나타나기 때문에, 어디가 좋지 않다는 것을 자각하고 그 증상을 없애기 위해 병원에 가서 치료를 받는다.

그러나 당뇨병은 전혀 다르다.

당뇨병은 환자 본인은 아프지도 가렵지도 않은 희한한 병이다. 하지만 소리 없이 진행되어 그 사람의 몸을 좀먹어가는 것은 틀림없다. 그 결과 얻게 되는 합병증은 일시적인 통증에 비할 수 없는 극심한 고통을 안겨준다. 생각지도 못한 사태를 맞게 되는 것이다.

우리는 전혀 새로운 타입의 질병과 싸워야 한다. 자각증상도 없는 병을 어떻게 이길 수 있을까? 지금까지 없던 타입이라는 것은 그만큼 인식을 새롭게 해야 한다는 말이다. 그렇지 않으면 그 병에 철저하게 패할 가능성이 높다.

아주 오랜 옛날에는 감염증 같은 급성질환이 인류 최대의 적이었다. 수명 자체가 짧기도 해서 당뇨병처럼 서서히 생명을 앗아가는 만성질환은 많지 않았다. 시대가 변해 위생환경이나 의료시스템이 정비되면서 감염증이나 급성 발작 등으로 생명을 잃는 경우는 감소한 반면, 자각증상도 없이 자신도 모르는 사이에 생명이 위험해지는 새로운 사태에 직면하게 되었다.

전 세계에서 당뇨병 대책을 강화해야 한다는 공감대가 형성되어, 2006년 유엔총회에서 만장일치로 '당뇨병 퇴치를 위한 결의안'이 채택되었고, 11월 14일을 '세계 당뇨의 날'로 지정했다. 암도 에이즈도 아니고, 흔하디흔한 만성질환에 불과해 보이는 당뇨병에 대해 전 세계의 우수한 학자와 전문가들이 지혜를 모으고 있는 이유는 무엇일까? 급격하게 증가하는 당뇨병이 인류에 큰 위협이 된다고 판단했기 때문이다.

그러나 일반인은 물론 많은 의사들도 위기의식이 거의 없다. 당뇨병은 암 같은 질병과는 달리 그냥 두어도 발병 후 5년 이내에 목숨을 잃는 일이 없다. 또한 주변에 환자가 한두 명씩 꼭 있을 정도로 흔한 병이다. 이 때문에 사람들은 당뇨병이 얼마나 무서운지 제대로 인식하지 못하고 있다. 진짜 문제는 이 정도로 무서운 병이 흔해빠졌다는 사실인데 말이다.

당뇨병은
12년 동안의 청구서

당뇨병은 생활습관병이라는 말 그대로 오랜 시간 건강에 신경을 쓰지 않은 결과가 병으로 나타난 것이다. 여기서 '오랜 시간'이란 어느 정도를 뜻할까?

고혈압의 경우는 5년 정도 몸을 돌보지 않으면 발병하기도 한다. 발병까지 걸리는 시간이 짧으면 오히려 회복할 가능성도 높다. 그러나 당뇨병은 12년 동안 쌓이고 쌓인 것이 어느 날 갑자기 모습을 드러내는 병이다.

다음 그림은 히로시마 현에서 실시한 '당뇨병 발병까지 걸리는 시간'을 조사해 그 결과를 정리한 것이다. 이 연구팀은 당뇨병이 발병한 사람과 발병하지 않은 사람 각각 1428명의 공복 시 혈당치와 포도당 부하 검사에서 120분 경과 시의 혈당치를 28년에 걸쳐 조사했다.

그래프는 이들의 평균치 변화를 나타낸 것으로, 당뇨병에 걸린 사람은 발병 12년 전부터 조금씩이기는 하지만 혈당치가 상승하기 시작했다. 정상 범위에 있기는 하지만, 당뇨병이 발병하지 않은 사람보다 혈당치가 조금씩 높아져 췌장에 서서히 부담을 주고 있는 것이다.

3년 후에는 경계형으로 이행해 그 상태로 9년 정도 지내게 된다. 이 기간에도 혈당치는 조금씩 상승하고 있지만, 본인이 건강에 신경써야겠다고 느낄 정도로 상승치가 높지는 않다.

그러다가 12년째에 갑자기 공복 시 혈당치가 133mg/dl, 120분

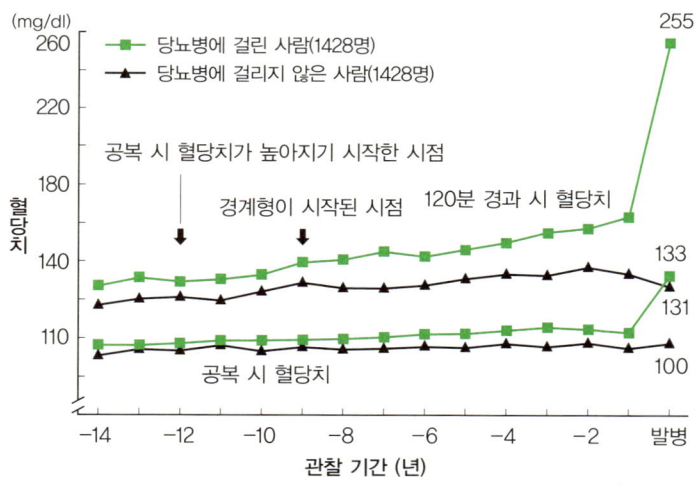

당뇨병 발병까지 걸리는 시간

*이토 치카코, 〈당뇨병의 일차 예방 – 역학 연구에 의한 접근〉에서

경과 시 혈당치가 255mg/dl로 급상승해 단숨에 당뇨병으로 돌입했다. 당뇨병에 접어든 것은 순식간이나, 여기까지 오는 데 12년이라는 길고도 조용한 준비 기간이 걸린 것이다.

이 그래프를 보면 경계형 단계에서 조심만 하면 충분히 당뇨병을 피할 수 있다는 것을 알 수 있지만, 실제로는 경계형에 들어간 사람의 90퍼센트가 결국 당뇨병으로 이행한다. 더 자세한 내용은 6장에서 설명하겠다.

낫지 않는 병

경계형이라는 진단을 받았는데도 위기의식 없이 지내다가 당뇨병으로 이행하거나, 당뇨병 합병증이 진행되어 실명이나 괴저가 발생하고 혈액 투석을 받게 되는 환자가 많은 것은 전적으로 당뇨병에 대한 최초 인식이 잘못되었기 때문이다.

아무런 증상이 없어서 그냥 내버려두었다는 사람은 물론, 나름대로 위기의식을 갖고 있는 사람조차 간과하기 쉬운 사실이 있는데, '당뇨병은 완치가 불가능한 병'이라는 것이다.

일단 한 번 당뇨병으로 진단받으면(공복 시 혈당치가 126mg/dl 이상이거나 포도당 부하 검사에서 120분 경과 시 혈당치가 200mg/dl 이상인 경우), 두 번 다시 '당뇨병이 아닌 상태'로 되돌아갈 수 없다. 현재 혈당치 조절이 제대로 되고 있더라도 마찬가지다. 이 점을 반드시 명심하기 바란다.

당뇨병 환자가 생활습관을 개선하면 혈당치가 한때 정상으로 돌아오기도 하지만, 이것은 어디까지나 일시적인 현상이다.

"검사받을 때는 피곤해서 몸 상태가 안 좋았을 뿐이야."

"그날따라 우연히 혈당치가 높았던 거야."

이러한 변명으로 현실을 외면하는 것은 오히려 합병증을 어서 오라고 손짓하는 것과 같다.

특히 공복 시 혈당치는 중증의 당뇨병 환자라도 낮아질 수가 있는데, 이것을 기준으로 이제 자신은 정상으로 돌아왔다며 치료를 그만두는 사람이 있다. 하지만 그사이에 당뇨병은 소리 없이 진행한다.

당뇨병이 낫지 않는 병임을 증명하는 실험 결과가 있다. 췌장의 3분의 1을 잘라낸 실험쥐는 당뇨병에 걸리지 않았다. 2분의 1을 잘라낸 실험쥐도 문제가 없었다. 그러나 4분의 3을 잘라낸 실험쥐는 당뇨병이 발병했다. 그리고 이 실험쥐의 췌장 기능은 결코 회복되지 않았다.

즉 당뇨병에 걸린 사람은 나쁜 생활습관으로 자신도 모르는 사이에 서서히 췌장의 기능이 악화되는데, 정상인의 4분의 1 이하로까지 췌장의 기능이 떨어지면 당뇨병이 발병한다. 4분의 1 이하로 기능이 떨어진 췌장이 정상으로 회복되는 경우는 없다. 따라서 당뇨병은 일단 한 번 걸리면 낫지 않는 것이다.

췌장 외에는 혈당치를 낮추는 장기도 없다. 혈당치를 높이는 호르몬은 몇 가지 있지만, 낮추는 호르몬은 췌장이 분비하는 인슐린뿐이다.

하지만 당뇨병이 낫지 않는 병이라고 해서 실망할 필요는 없다. 당뇨병 자체는 우리를 곧장 죽음으로 몰고 가지는 않는다. 합병증만 예방하면 큰 문제가 없다. 중요한 것은 당뇨병과 잘 사귀는 것이다.

췌장에 큰 부담을 주고 있지 않은가

'침묵의 장기'라고 불리는 것이 있다. 간이 대표적이지만 췌장도 상당히 인내심이 강해 좀처럼 약한 소리를 내지 않는다.

"너무 지쳐서 내 기능이 3분의 1로 떨어졌어!"

도중에 이런 신호라도 내보내면 좋겠지만, 췌장은 어느 날 예고 없이 빨간 신호등을 켠다. 즉 지금은 문제없어도 평소 생활에서 췌장을 얼마나 혹사하느냐에 따라 당뇨병 발병 여부가 결정되는 것이다.

다음 그림은 미국 당뇨병학회에서 발표한 자료다. 가로축은 공복 시 혈당치, 세로축은 췌장 베타세포의 기능이다. 이 그래프에 따르면 공복 시 혈당치가 정상치인 110mg/dl 미만이라도 혈당치가 높아질수록 췌장의 기능이 떨어진다는 것을 알 수 있다.

우리도 모르는 사이에 예민하고 조용한 췌장에 부담을 주고 있는

공복 시 혈당치와 췌장의 기능

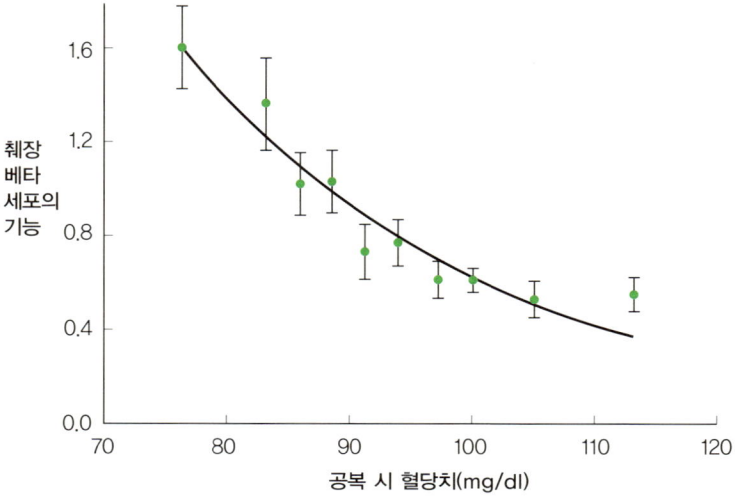

Diabetes Care32 Supplement2, S194-98, 2009

것이다.

사람들은 대부분 '췌장을 혹사하는 생활'에 대해 제대로 알지 못한다. 췌장을 혹사하는 원인을 간단하게 정리해보자.

1. 탄수화물 과다 섭취

복합당질로 불리는 밥, 빵, 우동, 파스타 등의 탄수화물은 분해되어 단순당질이 되면서 혈당치를 높이는데, 이것이 췌장에 부담을 준다 (그 메커니즘은 3장에서 설명).

2. 단순당질 과다 섭취

단순당질은 포도당이나 설탕, 과일에 들어 있는 과당을 말하며, 혈당치를 급격하게 높이기 때문에 췌장의 부담도 커진다. 단순당질은 청량음료나 과자류에 많이 함유되어 있다.

3. 비만

살이 찐 사람은 그렇지 않은 사람에 비해 혈당치를 낮추는 데 훨씬 많은 인슐린이 필요하다. 즉 비만은 일상적으로 췌장을 혹사시킨다.

4. 폭식

배가 몹시 고픈 상태에서 폭식을 하면 혈당치가 급격하게 올라가 췌장에 부담을 준다. 폭식은 비만의 원인이 되기도 하므로 췌장의 부담이 더 커진다.

5. 운동 부족

옛날에는 일상적으로 운동량이 많았기 때문에 음식을 먹어도 혈당치는 많이 올라가지 않았다. 현대인의 운동 부족은 혈당치를 높여 췌장을 지치게 한다.

즉 운동 부족에다 식사시간이 불규칙한 현대인이 탄수화물이나 당질을 많이 섭취하는 것은 췌장을 혹사하는 원인이 된다.

건강에 대한 자만이 오히려
췌장을 약하게 한다

건강에 자신 있는 사람에게 묻고 싶다. 당신의 생활은 췌장에 부담을 주고 있지 않은가?

라면에 밥까지 말아 먹거나 청량음료를 벌컥벌컥 들이켤 때마다 우리의 췌장은 부지런히 인슐린을 분비하게 된다.

잠자코 인슐린을 분비해서 혈당치를 정상으로 유지해주는 동안은 괜찮지만, 어느 날 갑자기 "지칠 대로 지쳤으니 이제 더는 못하겠다"고 선언할지도 모른다.

또한 몸에 좋다고 생각했던 것이 의외로 췌장에 부담을 주는 경우도 있다. 예를 들어 젊은 남성들이 좋아하는 젤리형 스포츠음료는 바쁜 아침시간에 간단히 영양보충을 할 수 있고 마시면 왠지 기운도 나는 것 같다. 컴퓨터 작업을 많이 하는 여성들이 즐겨 먹는 포도당 캔디는 하나만 먹어도 머리가 개운해지는 느낌이 든다.

그러나 먹을 것이 풍족한 현대인은 포도당이 부족해질 일이 없다. 자신의 몸속에 여분의 포도당을 항상 갖고 있기 때문에 조난을 당하지 않는 한 걱정할 필요가 없다. 그런데도 포도당을 계속 섭취하면 그때마다 췌장은 필사적으로 인슐린을 분비해야만 한다.

20대부터 포도당이 남아도는 식생활을 하다 보면 30대 초반이라는 젊은 나이에도 당뇨병이 발병할 수 있다. 먼 훗날의 일이라고 웃어넘길 일이 아니다. 건강에 대한 자만은 12년 후 당뇨병이라는 무서운 결과로 돌아올 수 있음을 명심하자.

경계형이야말로
노력할 가치가 있다

나는 당뇨병을 여섯 단계로 나눠서 생각하고 있다(147쪽 그림 참조). 이중에서 경계형은 첫 번째 단계에 자리 잡고 있다. 즉 경계형은 0단계가 아니다.

경계형의 90퍼센트가 머지않아 당뇨병으로 이행한다는 사실을 생각하면, 과거의 생활습관을 계속 유지할 경우 경계형에 머무를 확률은 거의 없다. 경계형으로 진단받았을 때부터 당뇨병과의 싸움이 시작됐다고 생각해야 한다.

44쪽의 그래프를 다시 한 번 살펴보면, 정상인이 어느 날 갑자기 당뇨병에 걸리는 것이 아니라, 12년에 걸쳐 조금씩 혈당치가 상승하면서 경계형을 거쳐 당뇨병으로 발병한다는 것을 알 수 있다. 경계형에서 발병까지 9년이 걸리는데, 이 기간 동안 꾸준히 노력을 했다면 발병을 막을 수 있었을 것이다.

다시 한 번 강조하지만, 경계형에서 당뇨병으로 이행하기는 쉬워도 당뇨병에서 경계형으로 되돌아가는 것은 불가능하다. 하지만 경계형 단계에서는 정상으로 돌아갈 수가 있다. 내 환자들 가운데도 경계형에서 정상으로 돌아간 사람이 많은데, 이들은 처음부터 올바른 인식을 갖고 대처해나갔다.

경계형 단계라면 약은 사용하지 않고 탄수화물의 섭취량을 줄이고 운동량을 늘리는 것만으로 비교적 간단히 정상으로 돌아올 수 있다. 이러한 기회가 주어진 것을 이해하는 사람이 경계형에서 정상으로 돌아오는 것이다.

정상으로 돌아올 수도 있고 당뇨병으로 이행하기도 쉽기 때문에 경계형이야말로 노력할 가치가 있다. 그런데도 경계형인 사람들이 자신의 상태를 만만하게 보는 것은 의사에게도 책임이 있다. 의사조차 경계형에 대한 위기의식이 없기 때문이다.

경계형을 '당뇨병 예비군'이라고도 부르는데, 나는 이것이 경계형에 대한 오해를 낳았다고 생각한다. 예비군이라는 말은 '정상인 속에 포함된 일부'라는 느낌을 준다. 하지만 경계형의 진짜 의미는 '당뇨병에 포함된 일부'다.

실제로 경계형은 정상인에 비해 심근경색이나 뇌경색의 발병률이 3배 정도 높은데, 이것은 당뇨병 환자에 가까운 수치다. 즉 혈관을 비롯한 전신의 상태는 당뇨병 환자와 거의 다름없다는 말이다.

미국에서는 경계형이 당뇨병으로 이행하지 않도록 예방 차원의 의료를 마련하고 있다. 경계형이 정상으로 돌아오거나 경계형에 계속 머물러 있는 것과 당뇨병으로 이행해서 합병증을 일으키는 것은 의료제도에 미치는 영향이 전혀 다르기 때문일 것이다. 즉 미국은 경계형에 대해 이 정도로 위기의식이 높다.

또한 동양인은 서양인보다 당뇨병 발생률이 높기 때문에 더욱더 심각한 사태에 대한 대책을 세워놓아야 한다.

현재 자신이 경계형이라면 즉시 행동을 개시해야 한다. 비만한 사람은 일단 체중을 줄이는 것이 중요하다. 그리고 운동에 신경을 써야 한다. 특히 식후 혈당치가 상승하는 시간대에 걷기 운동은 아주 효과적이다. 식후 혈당치는 생각보다 빨리 상승하기 때문에 식사가 끝나면 즉시 20분 정도 빨리 걷기를 한다(73쪽 표나 102쪽 표 참조).

소변과 혈액 검사는 정기적으로 받도록 한다. 반년에 한 번은 공복 시 혈당치와 당화혈색소 수치, 혈압, 콜레스테롤 수치, 간기능 등을 검사받는 것이 좋다. 또한 탄수화물과 당질의 섭취를 줄이고, 단순당질이 들어간 청량음료는 철저하게 끊는다.

굳이 말할 필요도 없겠지만 이러한 노력은 계속하는 것이 중요하다. 사실 노력이라고 할 정도로 대단한 것도 아니다. 즐기면서 습관을 들이면 된다.

미국이나 유럽에서는 시험적이기는 하지만 경계형 단계부터 약을 사용하는 치료를 하고 있다. 5장에서 자세히 설명하겠지만, 당노병 전문의로서는 이러한 움직임이 세계적으로 확산되기를 간절히 바랄 따름이다.

동양인은
췌장이 약하다

당뇨병을 '부자병'이라고 부르던 시대가 있었다. 경제가 아직 성장 단계에 있을 때는 당뇨병 환자가 많지 않았다. 지금처럼 교통기관이나 유통 시스템이 발달하지 않았기 때문에 걷는 양도 많았고 일할 때 운동량도 상당했다. 이런 환경에서는 기사가 운전하는 차로 이동하고 케이크 같은 것을 마음껏 먹을 수 있는 부유층에게 비교적 당뇨병이 많을 수밖에 없다.

그러나 지금은 누구나 현대사회의 편리한 시스템을 누리고 있다. 아무 생각 없이 생활하다가는 당분 과다 섭취나 운동 부족이 되고 만다. 이제는 누구라도 당뇨병에 걸릴 수 있는 시대가 된 것이다.

원래 아시아인은 미국인이나 유럽인보다 체질적으로 당뇨병에 쉽게 걸린다. 선천적으로 췌장이 약하기 때문이다.

당뇨병 환자가 많은 나라를 단순히 환자 수만으로 꼽아보면, 인도, 중국, 미국, 러시아, 독일, 일본, 파키스탄, 브라질, 멕시코, 이집트 순이다.

20세부터 70세 인구 가운데 차지하는 비율로 살펴보면 나우루공화국 30.7퍼센트, 아랍에미리트연합 19.5퍼센트, 사우디아라비아 16.7퍼센트다. 당뇨병 환자의 비율이 30퍼센트를 넘는 나라가 정말 있을까 싶지만 사실이다.

나우루공화국은 인구가 1만 명 남짓한 남태평양의 작은 섬나라다. 이 나라는 80~90년 전에는 다른 태평양의 섬들처럼 가난했고 당뇨병 환자 역시 거의 찾아볼 수 없었다. 그런데 인광석이라는 자원이 발견되면서 이 조그마한 섬나라는 세계에서 가장 부유한 나라가 되었다. 하지만 갑작스럽게 얻은 부로 생활이 윤택해지면서 당뇨병 환자가 급격히 증가했다.

이 현상에 대해 많은 학자들은 처음에는 '코카콜로나이제이션(Coca-colonization, 코카콜라에 의한 식민지화) 때문이라고 생각했다. 즉 식생활이 서구화된 탓이라고 본 것이다. 그러나 서구화의 원조격인 미국에서도 당뇨병 환자가 이렇게까지 늘지는 않았다.

이때 주목을 받게 된 것이 1962년에 제임스 닐이라는 학자가 발표한 '절약유전자' 가설이다. 나우루공화국 사람들은 가난했을 때는 바다에서 잡은 물고기나 조개, 정글에서 사냥한 동물을 먹으며 생활했다. 그러나 태풍이 불어닥치면 바다로 나갈 수가 없고 정글에서 동물을 사냥하는 것도 결코 쉬운 일이 아니다. 이러한 불안정한 환경에서 살아남으려면 섭취한 영양분을 효율적으로 몸에 축적해두지 않으면 안 된다. 나우루공화국은 이러한 체질을 획득한 사람만이 살아남은 나라인 셈이다.

절약유전자는 먹을 것이 부족한 시대에는 유리하지만, 손쉽게 먹을 것을 구할 수 있을 때는 불리하게 작용한다. 섭취한 대량의 영양분을 에너지(지방)로 쌓아두려면 췌장에서 단시간에 대량의 인슐린을 분비해야 한다. 이것은 췌장을 지치게 하고 비만을 불러오는데, 이 두 가지는 당뇨병의 큰 원인이다. 부유해진 나우루공화국에 당뇨병 환자가 급증한 것은 당연한 결과인 것이다.

동양인도 서양인에 비해 옛날에는 가난했기 때문에 절약유전자를 갖고 있을 확률이 높다. 유전적으로 당뇨병에 걸리기 쉬운 인종이 운동 부족에 탄수화물과 당질까지 과다 섭취한다면 인구의 30퍼센트가 당뇨병 환자라 해도 이상한 일이 아니다.

다음 그림은 우리(동양인)와 미국인(서양인)의 체질 차이를 뒷받침해주는 흥미로운 데이터다. 우리의 수치는 44쪽의 그래프에서 당뇨병 환자의 것만 정리한 것이다. 우리의 경우 아주 조금씩 상승하던 혈당치가 12년째에 갑자기 급상승해 당뇨병에 돌입했음을 알 수 있다.

한편 미국인의 경우 당뇨병이 발병한 사람의 혈당치 변화 과정을 살펴보면, 공복 시 혈당치는 우리처럼 12년째에 급격히 상승하는 것이 아니라 직선적으로 상승해 기준치에 도달한다. 포도당 부하 검사

동양인과 서양인의 혈당치 변화 비교

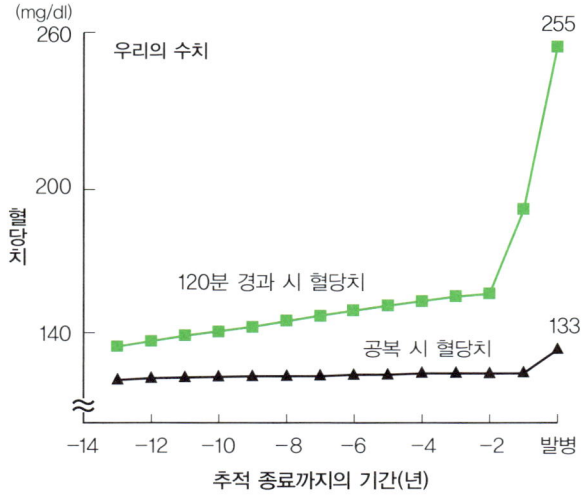

* 이토 치카코, 〈당뇨병의 일차 예방 – 역학연구에 의한 접근〉에서

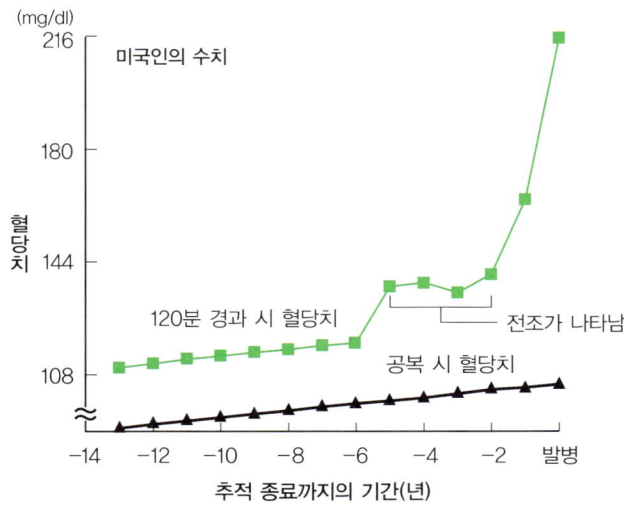

당뇨병에 걸린 사람의 공복 시 혈당치와 포도당 부하 검사 120분 경과 시 혈당치 추이
Medical ASAHI 2009 October

120분 경과 시 혈당치에서는 우리에게는 없는 당뇨병 전조가 몇 년 동안 나타난다. 확실히 동양인과 서양인의 췌장은 다르게 작용한다는 것을 알 수 있다.

밥은
혈당치를 높인다

미국인은 우리보다 비만율이 높은데도 당뇨병 발생률은 우리보다 낮다. 구체적인 숫자로 비교하면, 비만율을 나타내는 BMI가 30 이상인 사람은 미국의 경우 전 국민의 30퍼센트가 넘는 반면, 우리는 3퍼센트밖에 되지 않는다. 그런데도 당뇨병 발생률은 우리가 더 높은 것이다.

미국인의 식생활을 살펴보면 당뇨병에 쉽게 걸리겠다는 생각이 든다. 콜라나 오렌지주스처럼 당분이 많은 음료수를 수시로 마시고 그 양도 결코 적지 않다. 아이스크림이나 시럽 같은 것도 많이 먹는다. 그런데도 우리보다 당뇨병 발생률이 낮다.

이것만 봐도 "서구화된 식생활 때문에 당뇨병이 증가했다"고 판단하는 것은 섣부른 일이다. 물론 콜라 같은 청량음료나 설탕이 듬뿍 들어간 음식을 섭취하게 되면서 당뇨병이 증가한 것은 사실이다. 또한 서구에서 들어온 자동차 문화로 운동량이 줄어든 것도 큰 영향을 미쳤을 것이다. 이러한 의미에서 서구화를 당뇨병 증가의 원인으로 보는 것은 충분히 이해할 수 있다.

그렇다고 서양식이 아닌 밥 위주로 식사를 하면 당뇨병을 예방할 수 있다고 생각하는 것은 잘못이다. 밥 위주의 식사란 밥과 반찬으로 이루어진 식사를 말한다. 이러한 식사가 몸에 좋다는 것은 어떤 의미에서는 맞는 말이다. 된장이나 김치 같은 발효식품은 장내세균을 균형 있게 하고, 등 푸른 생선에는 필수지방산의 하나인 EPA 등 몸에 좋은 성분이 풍부하게 들어 있다.

그러나 당뇨병의 경우는 이러한 식사를 건강식으로 받아들이기는 어렵다. 당뇨병에 한해서는 밥이 보약이라는 말은 맞지 않다. 혈당치를 좌우하는 것은 칼로리가 아니라 탄수화물이기 때문이다. 주먹밥이나 초밥은 탄수화물 덩어리이며 우동과 메밀국수도 탄수화물 그 자체다.

물론 밥만 문제가 있는 것은 아니다. 빵, 파스타, 만두피, 튀김옷도 탄수화물이며, 양식과 중화요리에도 탄수화물이 듬뿍 들어 있다.

잘못된 정보에 휘둘리지 말고 식후 혈당치를 직접 측정해서 자신에게 위험한 식품은 식단에서 하나둘씩 제외해나가는 것이 중요하다.

젊은 여성이야말로
당뇨병 검사를 받아야 한다

직장인들은 대부분 1년에 한 번씩 건강검진을 받게 된다. 그리고 어느 정도 나이가 되면 건강에 부쩍 신경을 쓰고 종합건강검진을 받기도 한다. 따라서 고혈당인 경우는 일찌감치 알게 되는 일이 많다.

하지만 비교적 젊고 자신은 병과 관계가 없다고 생각하는 사람에게 소리 소문 없이 당뇨병이 진행하기도 한다. 특히 아르바이트를 하면서 바쁘게 생활하는 20대는 대부분 건강검진을 받을 기회도 적고 잘못된 식생활을 하는 경우가 많다. 탄수화물이 잔뜩 들어간 패스트푸드와 당분 덩어리라 할 수 있는 청량음료를 가장 많이 먹는 세대가 이들일 것이다.

지금은 별문제 없을지도 모르지만 당뇨병이란 원래 조용하게 진행하는 병인 만큼 10년 후를 걱정하지 않을 수 없다.

특히 여성의 경우 임신과 관련이 되면 상황은 더욱 심각해진다. 임신을 하면 산부인과에서 당뇨병 검사를 한다. 임산부가 당뇨병이 있으면 본인뿐만 아니라 태어날 아기에게까지 치명적인 영향을 미칠 수 있기 때문이다.

구체적으로 말하면 당뇨병이 있는 임산부는 눈에 생기는 합병증인 당뇨병성 망막증이나 신장에 생기는 합병증인 당뇨병성 신장질환이 악화될 수 있다. 또한 유산이나 조산의 위험이 커지고 태아가 태어날 때 4킬로그램을 초과해 출산이 힘들어진다. 뿐만 아니라 임신고혈압증후군(임신중독증)에도 쉽게 걸린다.

산모가 당뇨병이 있을 경우 태아는 거대아로 그치는 것이 아니라 태어나자마자 저혈당이 되거나 호흡곤란이 올 수 있다. 발육 부전(장기나 조직이 제대로 발육하지 않는 것)이 나타나거나 자라면서 비만이 될 가능성도 높다.

무엇보다 걱정되는 것은 높은 기형아 출산율이다. 당화혈색소는 정상인의 경우 5퍼센트 전후이나 이 수치가 12퍼센트 이상인 임산부는 기형아를 출산할 확률이 약 40퍼센트에 이른다.

임산부 당뇨병은 두 종류가 있는데, 하나는 임신으로 췌장에 부담을 주어 당뇨병이 생기는 경우로 '임신성 당뇨병'이라고 부른다. 이 경우는 출산 후에 당뇨병이 낫기도 한다. 예외적으로 '낫는 당뇨병'이다.

또 하나는 이미 당뇨병에 걸린 여성이 임신을 하는 경우로, '당뇨병 합병 임신'으로 구별해서 부른다. 이 경우 특히 걱정되는 것은 자신이 당뇨병이라는 사실을 모르고 임신하는 상황이다. 중요한 시기인 임신 초기에 임산부의 혈당치가 높게 올라갔을 가능성이 있기 때문이다.

하지만 임신하기 전에 당뇨병이라는 사실을 미리 알고 혈당치를 제대로 조절해주면 걱정할 필요가 없다. 젊은 여성이야말로 당뇨병 검사를 받아야 하는 것은 이러한 이유 때문이다.

어린이 당뇨가
늘고 있다

옛날에는 아이들에게 2형 당뇨병이라는 것이 없었다. 소아 당뇨의 경우는 바이러스 감염 등이 원인으로 인슐린 분비세포인 췌장베타세포가 파괴되는 1형 당뇨병뿐이었다.

1형 당뇨병은 생활습관병이 아니다. 이 병에 걸리는 것은 불운이라고밖에 할 수 없다. 1형 당뇨병은 인슐린을 분비하는 췌장베타세포가 제 역할을 전혀 하지 못하기 때문에 처음부터 체외에서 인슐린을 보충하는 인슐린 치료를 해야 한다. 이 때문에 부모나 환자 본인이 병에 대해 잘 파악하고 있어 혈당치를 철저히 조절하면서 당뇨병과 잘 사귀어가는 사람이 많다.

하지만 지금은 잘못된 생활습관 때문에 발생하는 2형 당뇨병이 어린이들 사이에도 늘고 있다. 국가별로 다르겠지만 우리의 경우 8세까지는 1형 당뇨병이 대부분을 차지하나, 10세를 넘으면 2형 당뇨병이 늘기 시작해 14세가 되면 2형이 1형을 앞지른다. 초등학생인데도 생활습관병에 걸리는 것이다.

이러한 사태가 벌어지게 된 가장 큰 원인은 비만이다. 요즘 아이들은 옛날처럼 학교에서 돌아오면 책가방을 내팽개쳐두고 밖에서 놀거나 하지 않는다. 학원에 가거나 집에서 컴퓨터로 게임을 한다. 학원에서 돌아오는 길에는 패스트푸드를 볼이 미어지도록 먹고 청량음료수까지 곁들여 마신다. 집에 돌아와서 마음껏 과자를 먹어도 부모는 말리지 않는다. 당연히 살이 찔 수밖에 없다.

아이들은 무조건 잘 먹어야 한다는 생각은 먹을 것이 항상 부족했던 시대의 이야기다. 부모가 인식을 새롭게 하지 않으면 아무것도 모르는 아이들만 희생될 뿐이다.

최근에는 '페트병 증후군'에 빠진 아이들이 급격히 증가하고 있다. 비만이거나 가벼운 당뇨병이 있는 사람이 청량음료를 장시간 계속 마시면 고혈당이 심해지는 증상으로, 이 상태가 지속되면 갑자기 의식을 잃는 경우도 있다. 콜라나 주스, 스포츠음료 등 당이 많이 함유되어 있는 음료수를 몇 달 동안 매일 0.5~1리터 이상 마시면 이 증상이 나타나기 쉽다.

페트병 증후군으로 의식을 잃을 때 혈당치는 800mg/dl 이상이 되면서 1형 당뇨병의 특징인 케토시스 상태를 일으킨다. 케토시스(ketosis)란 케톤체라는 유해물질 때문에 혈액이 산성으로 바뀌는 것으로 '청량음료 케토시스'라고도 한다.

이처럼 페트병 증후군은 1형 당뇨병의 특징적인 증상을 일으키지만, 생활습관 때문에 발생하는 2형 당뇨병에 속한다.

한편 처음에는 비만이던 당뇨병 환자라도 병이 악화해서 고혈당이 계속되면 살이 빠지는데, 페트병 증후군에서도 이러한 현상이 나타난다. 이런 일이 있었다. 어떤 고등학생이 콜라를 매일 마시고 과체중이 됐다. 걱정이 된 어머니는 마시지 말라고 잔소리를 했지만 들은 척도 하지 않았다. 그러나 어느 순간부터 학생의 살이 빠지기 시작했고, 어머니는 건강해진 줄 알고 안심했다. 하지만 그것은 당뇨병이 악화된 결과였고, 어느 날 갑자기 그 학생은 의식을 잃었다. 병원에 실려가 혈당치를 검사해보니 수치가 800mg/dl을 넘었다고 한다.

부모 입장에서는 자식이 당뇨병이라고는 꿈에도 생각하지 못한 데다, 학원이며 방과 후 활동에 바쁜 아이에게 적어도 먹는 것만큼은 마음껏 먹게 해주고 싶은 심정이었을 것이다. 그러나 여기에 함정이 도사리고 있다는 것을 깨달아야 한다.

인슐린을 이용하는 1형 당뇨병과는 달리, 2형 당뇨병은 치료의 중심이 운동이나 식사 같은 생활습관을 개선하는 데 있으므로, 본인이나 부모가 제대로 인식하지 못하면 치료는 즉시 중단될 수밖에 없다. 특히 겉으로 드러나는 증상이 없기 때문에 왜 생활습관을 개선해야 하는지 아이들이 납득하기 어렵다.

그렇다고 치료를 게을리 해서는 절대 안 된다. 10세에서 20세 전까지 2형 당뇨병이 발병한 사람을 추적 조사해보면, 35세가 되기 전에 실명이나 신부전 같은 심각한 합병증을 일으킨 경우가 많았다.

한창 식욕이 왕성할 나이인 젊은 환자야말로 혈당 조절을 더욱 철저하게 해야 한다. 밥을 잘 먹고 겉으로 건강하게 보인다고 안심해서는 결코 안 된다.

저혈당증이라는
병이 있다

혈당치는 낮다고 무조건 좋은 것은 아니다. 정상인의 혈당치는 어떤 경우든 70mg/dl에서 140mg/dl 사이에 있으며, 이보다 높거나 낮으면 여러 가지 문제가 발생한다. 특히 저혈당은 당뇨병 환자가 약이나 인슐린으로 혈당치를 낮추고 있을 때 식사량이 적거나 운동량이 많은 경우 주로 발생한다. 이럴 때는 신속하게 당분을 보충해주어야 한다.

그러나 정상인이 생명에 지장이 있을 정도로 저혈당이 되는 일은 기본적으로 없다. 또한 일시적으로 저혈당이 돼도 축적되어 있던 글리코겐이 포도당으로 변해 혈당치를 정상치로 되돌려준다. 따라서 왠지 저혈당으로 떨어진 것 같다고 마음대로 판단해서 단것을 지나치게 보충하면, 췌장을 혹사시킬 수 있으므로 주의해야 한다.

단, 체질적으로 쉽게 저혈당이 되는 사람도 있는데, 이것은 반응성 저혈당이라는 병을 갖고 있기 때문이다. "당뇨병 약이나 인슐린을 사용하지 않으면 저혈당이 될 일은 없다"고 단언하는 의사도 있지만, 안타깝게도 뭘 모르고 하는 소리다.

미국에서는 저혈당증을 현대병으로 인식하고 연구를 진행하고 있다. 자율신경 실조증에 대해 진단할 때처럼, 원인 모를 여러 가지 증상이 계속될 경우 저혈당증을 의심하기도 한다.

다음 표는 당뇨병 환자로 반응성 저혈당이 있는 사람의 혈당치 변화를 나타낸 것이다. 식사를 시작하고 한 시간 후에는 혈당치가 높지만, 세 시간 정도 지나자 혈당치가 극단적으로 떨어졌다.

어느 당뇨병 환자의 식사 시작 후 혈당치 변화

식단	0.5시간	1시간	1.5시간	2시간	3시간
흰쌀 180g, 고기채소볶음, 미역된장국	230	270	222	167	59
식빵 1장, 달걀 2개, 소시지 5개, 우유	156	162	120	120	98
현미 150g, 무 곁들인 햄버그스테이크, 미역된장국	151	235	228	131	96
토스트 1장, 채소수프		198		136	81
현미 100g, 채소수프		201		101	
토스트 1장, 프라이드치킨, 샐러드		148		145	
흰쌀 150g, 고기채소볶음, 민스커틀릿*		208		126	

*민스커틀릿 : 다진 쇠고기에 잘게 썬 양파, 소금, 후추 등을 섞고 빵가루를 입혀 튀긴 것

이러한 증상이 일어나는 것은 무엇 때문일까? 인슐린은 본래 식사를 시작하고 30분 후에 가장 많이 분비되어야 하는데, 이미 혈당치가 떨어지기 시작한 세 시간 후에 최대치로 분비되는 탓에 혈당치가 급격하게 떨어지는 것이다. 이 때문에 두통이나 헛구역질 등의 저혈당 증상이 나타나게 된다.

반응성 저혈당은 당뇨병 환자가 아니라도 일어나는데, 특히 야윈 체질의 젊은 여성에게 많다.

식사를 하면 혈당치가 올라가고 이것을 신호로 췌장이 인슐린을 분비해 혈당치를 낮춘다. 그런데 반응성 저혈당의 경우 신호를 알아차린 후 실제로 인슐린이 분비될 때까지 시간이 걸리므로, 이미 인슐린이 필요 없어진 상황에서 인슐린이 강하게 작용해 저혈당 증상이 일어난다.

반응성 저혈당인지 아닌지 확인하려면 보통보다 늦은 포도당 섭취 후 180분이 경과했을 때 포도당 부하 검사를 한다. 반응성 저혈당으로 판단되면 밥을 한 번에 많이 먹지 말고 식사 횟수를 늘려 조금씩 자주 먹는 것이 좋다.

반응성 저혈당인 사람에게 언제 불쾌한 저혈당 증상이 잘 일어나는지 물어보면, 탄수화물을 많이 먹은 후라고 대답하는 경우가 많다. 이것은 당연한 일이다. 탄수화물을 많이 먹으면 신호를 받은 췌장은 열심히 인슐린을 분비하려고 하므로, 결국 뒤늦게 대량의 인슐린이 분비되어 저혈당을 일으키는 것이다.

한편 저혈당 증상을 해소하려고 단것이나 포도당 캔디 등을 무턱대고 먹으면, 대량의 인슐린이 어긋난 시간대에 분비되어 또다시 저혈당을 일으킨다. 이러한 악순환은 췌장을 완전히 지치게 한다.

저혈당증은 혈당치가 높아지는 당뇨병과는 정반대라고 생각되겠지만, 당대사에 이상이 있다는 점에서 뿌리는 같다고 할 수 있다.

고혈당인 사람은
수술을 받을 수 없다

백내장 수술을 받고 싶은데 혈당치가 높아서 안 된다는 말을 들었다는 사람이 많다. 사실 고혈당 상태에서는 백내장뿐만 아니라 어떤 수술도 할 수가 없다. 혈당치가 높은 상태에서는 몸의 면역력이 떨어져 있기 때문이다. 현재의 상식으로는 당화혈색소 수치가 8.0퍼센트 이하라야 수술을 할 수 있다고 본다.

면역력이 낮으면 수술 부위가 곪거나 제대로 붙지 않는 봉합부전이 발생하기도 한다. 환자의 생명에 지장을 줄 수 있는 사태도 피해야 하지만, 의사 역시 곤란한 입장에 처할 수 있다. 환자의 면역력 저하가 수술 실패의 원인으로 간주되면 소송에 휘말릴 수 있기 때문이다.

물론 진행성 악성종양 같은 것이 있는 환자를 고혈당이라는 이유로 수술을 기피할 수는 없다. 이러한 경우는 미리 입원을 해서 당뇨병 전문의의 감독하에 약이나 인슐린으로 혈당치를 내린 뒤 수술한다. 하지만 당뇨병 환자가 백내장에 걸렸을 때는 대부분 수술을 할 수 없다. 재고의 여지가 없는 셈이다.

  게다가 고혈당으로 면역력이 떨어져 있다는 것은 그 자체가 근본적인 문제다. 면역력은 모든 병을 이겨내는 데 기본이 되는 힘이다. 당뇨병이 있으면 신종인플루엔자가 더욱 심각해지는 것도 이 때문이다. 면역력이 약하면 인플루엔자 바이러스가 증식하기 쉽고 치유도 더디다.

당뇨병 환자는
암에 걸리기 쉽다

당뇨병 환자의 사망 원인 1위는 무엇일까? 바로 암이다. 2위인 뇌혈관 장애(뇌경색이나 뇌출혈 등)가 13.5퍼센트인 데 대해 암은 23.5퍼센트나 된다.

2009년 9월 빈에서 열린 유럽 당뇨병학회의 보고에 따르면 당뇨병 환자의 췌장암과 자궁내막암의 발병률이 특히 높았다(다음 그래프 참조). 다른 암도 마찬가지로, 유일하게 예외는 전립선암뿐이었다. 내 경험으로도 역시 췌장암과 간암, 대장암이 많았다.

또한 공복 시 혈당치가 높은 사람은 위암이 많다는 연구 보고도 있다. 규슈 대학교에서 실시한 연구에 따르면 공복 시 혈당치가 95mg/dl 미만인 사람에 비해 95mg/dl에서 104mg/dl 미만인 사람은 위암 발병률이 2.3배, 104mg/dl 이상인 사람은 3배로 나타났다고 한다.

이러한 이유로 나는 환자들에게 1년에 한 번씩 복부 CT(컴퓨터 단층촬영)와 위와 대장 내시경 검사, 그리고 흡연자들에게는 폐 CT 검사를 받도록 하고 있다. 특히 여성 당뇨병 환자는 대장암이 많기 때문에 대장 내시경 검사는 필수다.

물론 사망 원인 2위인 뇌혈관 장애나 심장질환도 주의해야 한다. 당뇨병은 혈관을 손상시키므로 동맥경화도 당연히 같이 진행된다. 최근에는 당뇨병 환자가 알츠하이머병에도 쉽게 걸린다는 사실이 밝혀졌으므로(171쪽 참조), 뇌 MRI 검사도 환자들에게 권하고 있다.

당뇨병과 암 발병률에 관한 분석(2005~2007년)

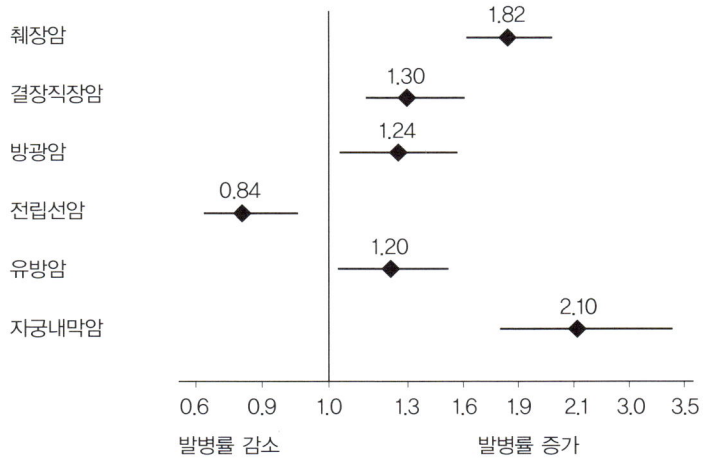

EASD 2009 Flash Report

혈당치를 제어하며 당뇨병과 잘 사귀어가는 환자들이 다른 병으로 생명을 잃는 일은 겪게 하고 싶지 않기 때문이다.

대학병원에서 근무할 때 당뇨병 치료는 잘되고 있었으나 대장암이나 간암으로 세상을 떠나는 환자들을 많이 보았다. 환자들은 자주 병원에 다니기 때문에 다른 곳에 문제가 생기면 금방 알게 될 것이라고 기대한다. 그러나 암은 내과 진찰만으로는 진단 내릴 수 없다. 이 때문에 환자들에게 위나 복부 CT 검사를 받아보도록 했지만, 좀처럼 정착되지 않았다.

대학병원이라는 곳은 검사 한 가지를 받더라도 수속이 복잡하고 시간도 많이 걸린다. 결국 귀찮다는 이유로 검사를 받지 않다가 암으로 사망하는 사람이 많았다. 이러한 딜레마를 안고 있던 나는 결국 구루메 대학교 의학부의 교수직을 버리고 전문의 개업을 결심하게 되었다.

협력과
데이터로 대응

복부 CT나 내시경 같은 검사는 내가 신뢰하는 실력 있는 전문의에게 맡기는데, 이들 병원이 가까운 거리에 있어 환자들도 편하게 가서 검사를 받고 온다. 환자들의 노력과 동료 의사들의 협력으로 당뇨병에 대처하고 있는 셈이다.

특히 대장 내시경 검사는 부끄러워하는 여성이 많고, 검사가 고통스러울 거라 생각한다. 하지만 이런 걱정은 할 필요가 없다. 요즘에는 본인이 원하면 수면마취를 해서 자는 동안 순식간에 검사가 끝난다. 마취 방법도 팔에 소량의 주사를 맞기만 하면 된다. 가스도 빼주기 때문에 검사 후에 배가 빵빵해지는 일도 없다.

내시경 검사에서 아주 초기 단계의 암을 발견하면 그 자리에서 바로 제거할 수 있다. 내 환자 중에는 내시경 검사로 암을 제거해 생명을 구한 사람이 많다. 올바른 당뇨병 치료가 큰 화를 미리 막아준 셈이다.

또한 나는 환자들의 산화스트레스 수치도 측정하고 있는데, 이 수치로 여러 가지를 알 수 있다. 환자 중에 70대 후반의 남성인 I씨가 있었다. I씨가 나를 처음 찾아왔을 때 이미 양쪽 눈에 당뇨병성 망막증이 진행되고 있어 심각한 상태라고 판단했다. 그러나 그 후 망막증이 진정되면서 I씨는 다시 바쁜 일상으로 돌아갔다.

다음 그래프는 I씨의 산화스트레스 수치의 변화를 나타낸 것이다. 처음 진찰하고 석 달 후인 7월에 I씨는 가벼운 뇌경색을 일으켰다. I씨는 6월부터 업무 스트레스가 심해진 것이 원인일 것이라고

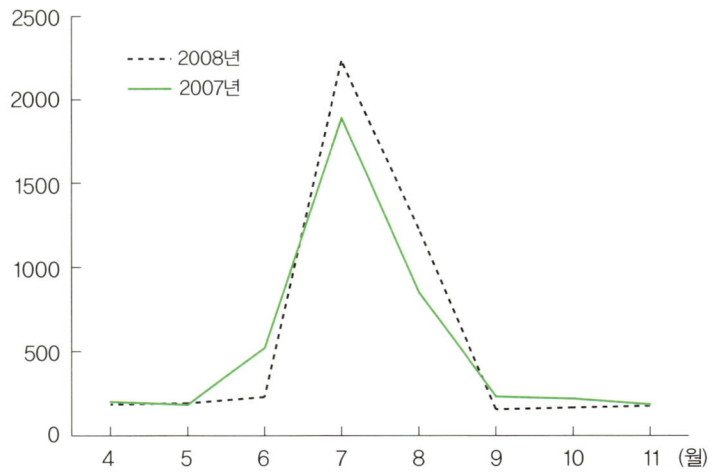

I씨의 산화스트레스 수치 변화

추측했다. 그래프를 보면 확실히 6월부터 산화스트레스 수치가 상승하고 있음을 알 수 있다.

그로부터 1년이 지난 다음 해 7월에는 산화스트레스 수치가 2230으로 올라갔다. 산화스트레스의 정상 수치는 80 이하다. I씨의 검사 결과를 살펴본 나는 I씨에게 전화해 뇌경색이 다시 일어날 가능성이 높다고 알려주었다.

예상대로 I씨는 일 때문에 상당히 무리를 하고 있었다. 내가 상황을 설명하자 다행히 사태가 심각하다는 것을 이해하고 아들에게 일을 맡기고 몸을 돌보기 시작했다. 그러자 다음 달부터 산화스트레스 수치가 서서히 떨어졌다. 이것으로 뇌경색의 재발을 막을 수 있었다고 나는 생각한다.

나는 당뇨병 전문의이지만 환자에게 '나쁜 곳이 있으면 즉각 찾아주는 존재'가 되려고 한다. 암 검진을 받도록 권유하는 데 그치지 않고 여러 가지 혈액 검사로 위험한 병을 사전에 예방하는 것도 내가 할 일이라고 생각한다. 즉 혈당치를 낮추기만 하는 의사가 아니라, 환자에게 일어나는 모든 병에 대해 끊임없이 주의를 기울이는 '메디컬 디렉터'가 나의 목표다.

혈당치를 높이는
스트레스와 우울증

스트레스가 혈당치를 높인다는 것은 명백한 사실이다. 스트레스를 받으면 아드레날린이나 부신피질 호르몬 등이 분리되어 혈당치를 높이는 작용을 하기 때문이다.

환자 중에 외국계 대기업에서 근무하는 사람이 있다. 업무가 고되지는 않지만 스트레스는 많이 받는다고 한다. 예를 들어 시차 때문에 늦은 밤에 미국 본사와 영상통화로 회의를 하는 경우가 자주 있다. 물론 대화는 영어로 이루어진다. 영업 실적도 수시로 도마 위에 오른다. 그러니 스트레스가 쌓일 수밖에 없다. 실제로 본사와 회의를 한 후 혈당치를 측정해보니 평소보다 40mg/dl 정도 높았다.

혈당치는 긴장 상태에 있을 때도 마찬가지로 상승한다. 병사가 전쟁터에 있을 때나 사자가 먹잇감을 노릴 때는 근육이 순간적으로 움직이도록 혈당치를 높여놔야 한다. 그러나 전쟁터에서 싸우거나 먹잇감을 노릴 일이 없는 상황이라면 혈당치 상승은 바람직한 상황이 아니다.

감기에 걸리거나 배탈이 나는 등 몸 상태가 좋지 않아도 혈당치는 올라간다. 당뇨병 전문의들은 이러한 날을 '시크 데이(sick day)'라고 부르며 환자들에게 주의할 것을 당부한다. '몸이 아플 때는 식욕이 없어 아무것도 먹지 않기 때문에 평소보다 혈당치가 떨어질 것'이라고 생각하기 쉬운데, 실은 오히려 혈당치가 올라간다. 따라서 이럴 때 마음대로 약이나 인슐린을 줄이지 않도록 해야 한다.

당뇨병과 우울증 사이의 상관관계에 대해서도 여러 가지 설이 있다. 실제로 당뇨병 환자 중에는 우울증이 있는 사람이 많다. 우울해지면 집안에 틀어박혀 움직이지 않기 때문에 운동이 부족해지기 쉬운데 이것도 당뇨병과 관계가 있을지 모른다. 우울증과 당뇨병은 옛날에는 드문 병이었다. 그러던 것이 지금은 흔하디흔한 병이 된 것은 인류의 진화와 관계가 있는 것일까?

F씨는 72세의 남성으로 우리 병원에서 정기적으로 진찰을 받고 있다. 원래 자영업을 했는데, 당뇨병이 발병하자 이를 계기로 미네랄워터 배달업을 시작했다. 경영을 하면서 직접 배달까지 하는데, 기업에서 흔히 쓰는 20리터짜리 용기를 양손에 한 통씩 들고 배달처까지 운반한다고 한다. 엘리베이터가 없는 곳은 상당히 힘들긴 하지만, 운동을 겸한 이 일은 F씨의 스트레스 해소에 큰 도움이 되는 것

같았다.

　60세가 넘은 귀부인풍의 G씨는 당뇨병이 완치되지 않는다는 사실을 알고 크게 낙심하고 분노했다. 하지만 곧 이러한 감정을 다른 곳으로 돌렸다. 놀랍게도 신문배달을 시작한 것이다.

　그녀의 말로는 라디오체조 같은 건 계속하지 못할 거라고 했다. 하지만 신문배달이라면 비가 오나 눈이 오나 피곤하든 안 하든 무조건 해야만 한다. 물론 운동으로도 더할 나위 없이 좋다. G씨는 이러한 상황을 무척이나 즐기고 있다.

　이처럼 운동과 스트레스 해소를 하나로 묶을 수 있다면 당뇨병 대책으로서는 최고라고 할 수 있다. 정해진 방법은 없다. 무리하지 않고 계속할 수 있는 것이라면 무엇이든 좋다.

　나도 직업상 늘 앉아 있기 때문에 비만을 예방하기 위해 일주일에 한 번씩 수영을 하고 있다. 한 번 가면 한 시간 반 정도 수영을 하므로 체중이 2킬로그램은 감소한다. 그리고 다음 일주일 동안 2킬로그램이 늘어나고 수영으로 다시 감량한다. 이것을 늘 반복하는 셈이다. 특별할 것은 없지만 내게는 최고의 스트레스 해소법이다.

3장

모든 원인은
탄수화물

탄수화물을 끊을 수 없다

당뇨병의 가장 큰 원인은 탄수화물 과다 섭취다. 비만도 큰 원인이기는 하지만 원래 살이 찌는 것도 탄수화물을 많이 먹기 때문이므로 뿌리는 같다.

아주 오랜 옛날에는 설탕이나 정제된 밀가루 같은 것이 존재하지 않았다. 20세기에 들어와 제당기술과 곡물의 정제기술이 발달하면서 이들의 소비가 대폭 늘어났고, 그 결과 살이 찌거나 당뇨병에 걸리는 사람도 증가했다.

주변을 둘러보면 반찬보다 밥을 많이 먹거나 빵이나 과자를 입에 달고 사는 사람이 있다. 고깃집에 가면 아무리 고기를 많이 먹어도 밥은 꼭 챙겨 먹거나, 소면으로 마무리를 하지 않으면 허전하다는 사람도 있다. 탄수화물(또는 당질)에는 담배와 마찬가지로 자신의 의

지와는 관계없이 몸의 욕구로 섭취하게 되는 일종의 중독성이 있는 것 같다.

포도당이 없으면 우리는 생명활동을 유지할 수 없다. 우리 몸은 살아가기 위해 기본적으로 포도당을 원하게 되어 있다. 늘 먹을 것이 부족했던 기아(飢餓) 시대에는 이러한 본능이 문제없었지만, 현대에는 포도당이 차고 넘칠 정도로 풍족하다. 따라서 몸이 원하는 대로 탄수화물을 마구 섭취하다가는 십중팔구 당뇨병의 길을 걷게 된다.

하지만 아시아권 사람들에게 밥이란 없어서는 안 될 주식이며 중요한 문화이기도 하다. 그것을 부정할 생각은 없다. 나 역시 쌀밥을 무척 좋아한다. 이 밥을 언제까지라도 맛있게 먹을 수 있었으면 좋겠다. 그러기 위해서는 우리가 알아야 할 것들이 있다. 여기서는 먼저 탄수화물이 비만을 촉진하고 혈당치를 높이는 메커니즘에 대해 설명하겠다.

모든 탄수화물은
포도당이 된다

밥으로 대표되는 탄수화물은 포도당이 수백 수천 개 연결된 것으로, 아밀라아제 등의 소화효소에 의해 분해되어 최종적으로 포도당이 된다. 스파게티를 예로 들자면 입을 통해 섭취한 스파게티는 위에서 소화된 후 장으로 보내지고, 여기서 소화효소에 의해 분해되어 포도당이 된다. 장에서 흡수된 포도당은 간을 거쳐 심장을 통해 온몸으로 공급된다.

  등산을 하다가 피곤할 때 주먹밥을 먹으면 이러한 경로로 포도당이 온몸으로 공급되어 기운이 난다. 사탕이나 초콜릿 같은 당분은 공급 속도가 더 빠르기 때문에 산에 갈 때 꼭 챙기는 사람이 많다.

  혈액 속의 포도당은 적다고 무조건 좋은 것이 아니다. 일정한 양(혈당치 70~140mg/dl)을 유지해야 하며, 지나치게 부족하면 기력이 떨어지거나 의식을 잃고 생명이 위험할 수도 있다. 문제는 혈당치가 지나치게 높은 상황이지 혈당 자체는 나쁜 것이 아니다. 오히려 생명 유지에 반드시 필요한 요소다.

여기서 기억해야 할 것은 탄수화물은 어떤 것이든 낱개의 포도당으로 분해된 뒤 흡수된다는 사실이다. 포도당 이외의 형태로 흡수되는 일은 결코 없다. 즉 탄수화물은 많이 먹으면 그만큼의 포도당으로 분해되어 장에서 흡수된다.

그런데 정상인의 혈당치는 흡수된 포도당의 양에 비례해서 상승하지는 않는다. 왜냐하면 췌장이 인슐린을 분비해 포도당을 세포 속으로 집어넣기 때문이다. 포도당을 받아들이는 세포는 주로 근육세포나 간세포, 뇌세포인데, 특히 근육이나 간의 세포는 포도당을 글리코겐이라는 물질로 바꿔 저장할 수 있다. 간은 70그램, 근육은 200그램의 글리코겐을 저장할 수 있다고 한다.

간이나 근육에 저장하고도 남는 포도당은 인슐린에 의해 이번에는 중성지방으로 변해 지방세포에 축적된다. 남는 포도당이 지방세포로 들어가는 것은 다음 그림에서처럼 지방세포의 표면에 있는 인슐린 수용체에 인슐린이 들러붙어 포도당에 작용하기 때문이다. 인슐린의 명령을 받은 세포는 포도당을 세포 속으로 끌어들인다.

식사를 걸렀거나 어떤 이유로 혈당치가 떨어지면 우선 근육세포나 간세포에 저장된 글리코겐이 포도당으로 되돌아와 혈액 속으로 방출된다. 글리코겐이 다 소비되면 이번에는 지방세포의 중성지방

포도당이 중성지방으로 변하는 과정

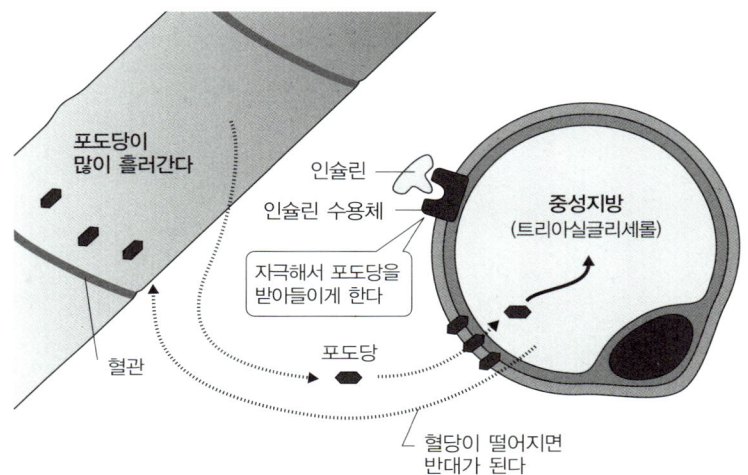

J. G. alway, 《한눈에 알 수 있는 대사》에서

이 포도당으로 돌아와 혈액 속으로 흘러나간다.

산에서 길을 잃은 사람이 며칠이나 굶은 상태에서도 살아남을 수 있는 것은 축적된 글리코겐이나 중성지방이 포도당으로 되돌아와 혈당치를 안정시켜주기 때문이다. 바다에서 조난당한 사람이 물만 마시며 일주일 동안 표류하다가 구조되는 경우도 있다. 우리는 물이 없으면 며칠 안에 목숨을 잃지만, 에너지원인 포도당은 몸에 축적되기 때문에 굶어도 오랜 기간 생명을 부지할 수 있다.

한편 뇌는 포도당이 가장 필요한 장기로, 두뇌 노동을 하면 단것이 당기는 것은 어쩌면 당연한 일이다. 그러나 즉시 당분을 보충하지 않아도 축적된 것이 있기 때문에 괜찮다. 운동도 안 하고 컴퓨터 앞에 앉아만 있는 사람이 시도 때도 없이 당분을 보충하다가는 당뇨병으로 직행하게 될 것이다.

살이 찌는 최대의 원인은?

건강한 사람이 혈당치를 조절하는 과정을 다시 한 번 살펴보자.

탄수화물 섭취로 혈액 속에 포도당이 들어오면 췌장이 이것을 감지해 인슐린을 분비한다. 남는 포도당은 인슐린에 의해 근육이나 간의 세포로 들어가 글리코겐의 형태로 저장된다. 이렇게 해도 남는 포도당은 다시 인슐린의 작용으로 지방세포로 들어가 중성지방의 형태로 축적된다.

즉 복부에 쌓인 중성지방은 포도당에 의해 만들어진 것으로 원래는 탄수화물(당질)이다. 기름기 많은 식품을 먹었기 때문에 지방으로 축적된 것이 아니다. 살이 찌는 가장 큰 원인은 바로 탄수화물인 것이다.

탄수화물이 지방으로 변해서 축적되는 것은 이렇게 하는 편이 생명체로서 효율이 좋기 때문이다. 지방은 1그램당 9칼로리의 열량을 내는 반면, 탄수화물과 단백질은 1그램당 약 4칼로리로 2배 정도 차이가 난다.

원래 우리 몸은 기아에 대한 대비책을 갖추고 있다. 문명이 발달하던 시기의 유럽에서도 서민들은 일상적으로 배를 곯았으며 일본에서도 에도시대 덴메이 대기근(1782 ~ 1788년) 때는 수십만 명의 사람들이 굶어죽었다고 한다.

기아는 끊임없이 인류를 위협했고, 어느 지역에서나 먹을 것은 가장 큰 문제였다. 이러한 상황에서는 에너지를 더욱 촘촘하게 응축해서 체내에 저장해놓을 필요가 있었고, 이때 가장 효율적인 방법이 지방의 형태로 저장하는 것이다.

다시 한 번 말하지만 지방을 섭취하기 때문에 복부에 중성지방이 쌓이는 것이 아니다. 탄수화물의 과다 섭취로 남아돌게 된 포도당이 형태를 바꿔 효율 높은 열량인 지방으로 축적되는 것이다.

따라서 다이어트를 할 때도 칼로리를 제한하는 것보다 탄수화물을 제한하는 편이 좋다. 이것은 이미 세계 여러 곳에서 입증되고 있는 사실이다. 여기서는 권위 있는 의학 잡지 〈뉴잉글랜드 의학저널 *The New England Journal of Medicine*〉이 2008년에 보고한 내용을 소개하고자 한다. 322명의 중도(中度) 비만인을 대상으로 다음의 세 가지 식사요법을 무작위로 실행해 2년간 추적 조사했다.

A : 저지방 칼로리 제한식

B : 칼로리를 제한한 지중해식

C : 칼로리는 제한하지 않는 저탄수화물식

참고로 B의 지중해식은 장수 인구가 많은 지중해 지역의 식사를 기본으로 채소와 콩제품에 올리브오일과 유제품, 어패류를 조합한 균형 잡힌 메뉴다. 유럽에서는 다이어트식으로 정착되었다.

결과는 B와 C가 좋았으며, 그중에서도 C의 다이어트 효과가 가장 높았다. 또한 C그룹은 좋은 콜레스테롤(HDL)이 증가했으며, 중성지방은 떨어졌다고 한다.

그 밖에 〈미국 의사협회 저널 *The Journal of the American Medical Association*〉, 〈내과학 회보 *Annals of Internal Medicine*〉, 〈당뇨 *Diabetologia*〉 등의 의학 잡지에도 같은 내용이 보고되었다. 전문적인 내용이므로 요점만 간단히 설명하면 이렇다. 여러 나라의 연구기관이 '앳킨스 다이어트'라는 저탄수화물·고지방·고단백질 식사와 칼로리를 제한한 식사 등 갖가지 다이어트법을 비교 검토한 결과, 감량 효과가 가장 큰 것은 앳킨스 다이어트였다는 것이다.

연구 결과에 따르면 앳킨스 다이어트는 혈압, 혈당치, 인슐린 수치, 중성지방 수치에도 좋은 영향을 미친다고 한다. 확실히 탄수화물을 줄이는 것이 다이어트에 가장 효과적인 것 같다.

아무리 먹어도
살이 빠진다

+ +

 탄수화물이나 당분이 비만의 원인이라는 사실은 이제 이해했을 것이다. 그렇다면 비만이 당뇨병의 원인이 되는 것은 왜일까? 그것은 살이 찌면 '인슐린 저항성'이라는 상태가 되기 쉽기 때문이다.

 인슐린 저항성이란 인슐린이 분비되기는 하지만 제대로 작용을 하지 않는 상태를 말한다. 비만으로 지방세포가 커지면 인슐린의 작용을 촉진하는 아디포넥틴이라는 물질이 제대로 분비되지 않고, 반대로 인슐린의 작용을 방해하는 물질이 여러 종류 분비된다. 이 때문에 인슐린의 기능이 떨어지는 것이다.

 물론 처음에는 기능이 나쁜 만큼 인슐린이 많이 분비되기 때문에 혈당치가 억제된다. 그러나 이 상태가 계속되면 췌장이 완전히 지쳐 인슐린을 충분히 분비할 수 없게 된다. 그 결과 당뇨병이 발병하는 것이다.

당뇨병이 심해지면 살이 빠지는 것은 인슐린이 제대로 분비되지 않아 혈액 속의 포도당을 글리코겐이나 지방으로 축적할 수 없기 때문이다.

또한 혈당치가 170mg/dl 이상이 되면 소변으로 당이 대량 배출된다. 여기서 아무 치료도 하지 않아 300~400mg/dl의 고혈당 상태가 되면, 하루에 100그램 이상의 당이 소변으로 배출된다. 이것은 식사 한 끼 분량에 해당하는데, 이렇게 되면 아무리 먹어도 계속 살이 빠질 수밖에 없다. 그래서 당뇨병을 '풍요 속의 기아'라고 표현하기도 한다. 혈관 속에는 정상인보다 훨씬 많은 포도당이 흐르고 있는데도 이것을 세포 속으로 운반해 이용할 수 없기 때문이다.

살이 찐 사람은 조금이라도 건강할 때 체중을 줄여 췌장이 받는 부담을 덜어주어야 한다.

한편 수면 부족도 비만의 원인이 된다. 잠을 줄이고 활동을 하면 그만큼 에너지를 사용하기 때문에 살이 빠질 것 같지만 사실은 그렇지 않다. 체중의 증감과 깊은 관계가 있는 렙틴이라는 호르몬이 있다. 정상인의 경우 렙틴은 불필요한 체중을 줄이는 방향으로 작용한다. 그러나 수면이 부족하면 '렙틴 저항성' 상태가 되어 아무리 렙틴이 분비돼도 제대로 작용하지 않아 체중이 늘어난다.

밥보다
스테이크를 먹어라

지금부터는 내가 담당하고 있는 환자들을 예로 들어보겠다.

A씨는 40대 남성으로 정기 건강검진에서 당뇨병으로 진단받고 병원에 다니기 시작했다. 아직 젊은 데다 앞으로도 계속 일을 해야 했기에 사태를 심각하게 받아들여, 영양사도 있고 평판도 좋은 병원을 선택했다. 그리고 하루에 1600칼로리로 철저하게 식사를 제한했다.

영양사는 "적은 식사량으로 조금이라도 포만감을 느끼려면 근기가 있는 밥 위주로 식사를 해야 하고, 튀김이나 양식 종류는 칼로리가 높으므로 삼가야 한다"고 했다. A씨는 영양사의 지시를 충실히 따랐지만, 어찌된 일인지 혈당치가 좀처럼 떨어지지 않았다. 그러던 중 내가 쓴 책을 읽고 충격을 받아 서둘러 나를 찾아왔다. 영양사의 조언과는 완전히 반대되는 내용이 적혀 있었기 때문이다.

나는 A씨에게 밥은 혈당치를 직접적으로 높이기 때문에 최대한 줄이도록 하고, 밥보다는 스테이크가 훨씬 나으며, 지방질도 먹어도 된다고 설명했다. A씨가 미심쩍은 표정을 숨기지 않았기에 좀 더 전문적인 설명을 덧붙였다.

"고기나 생선은 단백질이 주성분으로, 아미노산으로 분해되어 우리 몸에 흡수됩니다. 아미노산은 1킬로그램이 흡수된다고 해도 혈당치에는 영향을 주지 않습니다. 그러나 밥이나 빵 같은 탄수화물은 다당류로, 분해되면 단당류의 형태로 장을 통해 우리 몸에 흡수됩니다. 이 때문에 혈당을 단숨에 끌어올리지요. 과일도 과당이므로 마찬가지로 혈당치를 높입니다. 과일을 채소와 똑같이 생각하면 안 됩니다."

A씨는 처음에는 반신반의했지만 다음 날부터 실험해보기로 했다. 다음 쪽의 표는 A씨의 식단과 혈당치 변화를 기록한 것이다.

A씨는 '고기나 생선을 먹어도 되는지, 정말 밥은 혈당치를 높이는지' 직접 확인하고 싶어했다. 그래서 진찰 다음 날인 4월 6일의 점심은 고등어구이와 샐러드를 한 접시 수북하게 먹는 대신 탄수화물은 제외했다. 두 시간 후 혈당치를 측정하자 112mg/dl이었다. 더 놀라운 사실은 저녁식사로 비프스테이크를 160그램 먹은 후 혈당치를 쟀더니 88mg/dl로 더 떨어졌다는 것이다.

그다음 날인 4월 7일의 점심은 고등어구이에 밥을 곁들였다. 그러

A씨의 식단과 혈당치 변화

	혈당치 (식전)	점심	혈당치 (식후)	혈당치 (식전)	저녁	혈당치 (식후)
4월 6일	74	고등어구이, 샐러드(달걀, 치즈, 후추), 낫토, 커피(무가당)	112	114	비프스테이크(160g), 참치샐러드, 녹차	88
4월 7일	109	밥(한 그릇), 고등어구이, 낫토, 시금치, 된장국	280	104	돼지고기구이(300g), 달걀프라이(4개), 녹차	106
4월 8일	112	두툼한 토스트 1조각, 스크램블 에그, 샐러드(양상추), 소시지 2개, 홍차(무가당)	246	109	스파게티(카르보나라), 커피(무가당)	265
4월 9일	138	고등어구이, 샐러드(달걀, 치즈, 후추), 낫토, 커피(무가당)	151	115	새우칠리소스(한 접시), 돼지고기 탕수육 (한 접시)	223
4월 10일	138	비프스테이크(160g), 시금치 버터 볶음, 커피(무가당)	142	115	비프스테이크(200g), 샐러드(양상추), 우롱차	145
4월 11일	112	스크램블 에그, 샐러드(양상추), 소시지 2개, 홍차(무가당)	165 (면접에 따른 스트레스)	131	참치회, 닭다리구이(1개, 후추), 생선찜과 치즈	189
4월 12일	98	비프스테이크(120g), 샐러드(양상추), 낫토, 녹차	106	92	비프스테이크(160g), 참치샐러드, 커피(무가당)	106
4월 13일	80	비프스테이크(160g), 참치샐러드, 커피(무가당)	106	81	가다랑어 다진 것, 닭다리구이(1개, 후추), 샐러드(양상추, 달걀, 토마토)	126

*식후 혈당치는 먹기 시작해서 2시간 후의 수치

자 혈당치는 무려 280mg/dl까지 올라갔다.

고기와 생선을 먹어도 괜찮을 것 같다고 생각한 A씨는 그날 저녁에는 과감하게 돼지고기 300그램을 먹어보았다. 여기에 달걀프라이까지 먹었는데도 혈당치는 106mg/dl에 그쳤다.

그다음 날 A씨는 더욱 확실하게 납득하기 위해 적극적으로 탄수화물을 먹어보았다. 점심에는 두툼한 토스트, 저녁에는 스파게티를 메인으로 선택했다. 그 결과 식후 혈당치는 각각 246mg/dl과 265mg/dl로, 스테이크를 먹었을 때보다 훨씬 높았다.

'당뇨병식은 제한 식품이 너무 많고 무미건조한 식단과 허기를 견뎌야 한다'는 생각에 혈당치가 높아도 엄두를 못 내는 사람이 많다. 이런 사람들에게 A씨가 직접 실험해서 보여준 결과는 기쁜 소식이 될 것이다. 고기나 생선은 물론이고 뒤에서 자세히 설명하겠지만 술도 OK다. 먹는 즐거움을 버리지 않아도 된다.

그래도
밥이 먹고 싶을 때는

비프스테이크를 얼마든지 먹을 수 있다고 해도 밥이 없으면 허전하다는 사람이 많다. 어쨌든 탄수화물이 들어가야 배가 든든하다고 느끼는 것이다. 밥뿐만 아니라 라면, 피자, 스파게티, 빵 등 우리가 즐겨 먹는 식품 중에는 탄수화물이 주가 되는 것이 많다. 하지만 이러한 식품은 혈당치를 신경 써야 하는 사람에게는 가장 큰 적이다.

그렇다고 이러한 식품을 아예 먹지 말라는 말은 아니다. 탄수화물을 많이 먹었을 때는 다음 식사에서 탄수화물의 양을 줄이거나 운동을 하는 방법으로 조절하면 된다. 환자 중에 자신이 직접 운동의 효과를 증명한 예가 있어 소개하고자 한다.

60대인 B씨는 회사의 중역으로 바쁜 나날을 보내고 있다. B씨는 밥을 먹지 않으면 식사를 한 것 같지 않다고 느끼는 타입이다. 게다가 점심은 업무상 밥이 주가 되는 정식이나 도시락을 먹는 경우가 많아 탄수화물을 도저히 피할 수가 없다.

나는 B씨에게 식후에 되도록 운동을 할 것을 당부했다. 혈당치는 식후에 바로 올라가므로 식사를 끝내자마자 20~30분 정도 걷도록 했다. 날씨 등으로 걷기가 힘들 때는 실내에서 제자리걸음이나 팔굽혀펴기, 복근운동으로 대신했다.

108쪽의 표는 B씨의 기록이다. 점심식사 후에는 앉아서 계속 일을 하고 운동은 하지 않았다. 저녁을 먹고 나서는 운동을 했다. 운동을 하지 않는 점심때는 예외 없이 식후 혈당치가 전부 200mg/dl을 넘었지만, 운동을 하는 저녁때는 혈당치가 상당히 떨어지는 것을 알 수 있다. 특히 두 끼 모두 카레라이스를 먹은 날을 주목해보자. 저녁 식사 때 더 많은 양을 먹었는데도 운동을 한 덕분에 식후 혈당치가 점심때보다 훨씬 낮다.

50대 남성인 C씨의 경우는 운동의 효과를 더욱 확실하게 알아보기 위해 좀 더 세심하게 실험을 했다. C씨는 우선 '너무 좋아해서 이것만은 포기할 수 없다'고 생각되는 식품을 꼽아보았다. 그리고 그것을 먹기 시작해서 한 시간 후와 두 시간 후에 혈당치를 측정해보았다. 그것이 108쪽의 그래프다. 고깃집에서는 고기와 채소만 먹어도 충분히 배가 부르기 때문에 탄수화물은 거의 먹을 필요가 없었다. 따라서 식후 혈당치는 문제가 없다.

카레라이스를 먹었을 때는 다른 식품과는 달리 두 시간 후의 혈당치가 더 높았다. 아마도 카레라이스에 들어간 채소에 섬유질이 많이 함유되어 있어 탄수화물 소화에 시간이 걸려 혈당치가 올라가는 데 시간이 좀 더 소요된 것 같다.

이러한 예외가 있기는 하지만 쌀이든 국수든 빵이든 마지막에 포도당으로 분해되는 물질은 먹기 시작해서 한 시간 후에 혈당치를 크게 상승시킨다.

물론 혈당치는 당뇨병 환자가 아니라도 오르락내리락한다. 그러나 정상인은 케이크를 많이 먹어도 식후 혈당치가 140을 넘지 않는다. 하지만 당뇨병에 걸리면 먹기 시작해서 한 시간 후에는 혈당치가 급상승하는데, 이것이 바로 혈관을 손상시키는 주원인이다.

따라서 공복 시 혈당치가 정상 범위라고 안심해서는 안 된다. 식후 혈당치를 낮추는 것이 중요하며 이에 대한 대책이 필요하다. C씨도 자신이 좋아하는 식품이 식후 혈당치를 얼마나 높이는지를 이해한 뒤로는 이러한 식품을 먹고 나면 반드시 걷기 운동을 한다.

탄수화물을 지나치게 많이 섭취했을 때는 간단한 운동으로 상쇄하면 된다. 식후에 바로 30분 정도 운동을 하면 230mg/dl 정도 되던 혈당치를 120mg/dl로 떨어뜨릴 수 있다. 당뇨병 치료에서는 식후 혈당치를 200mg/dl 이하로 억제하는 것이 가장 중요하다. 따라서 식후 20~30분의 운동은 아주 가치 있는 일이다.

C씨의 데이터를 통해 운동의 중요한 포인트를 한 가지 알 수 있다. 카레라이스 이외의 식사는 먹기 시작해서 한 시간 후에 혈당치

B씨의 혈당치와 체중 변화

점심 메뉴	운동 안 하고 앉아서 일만 했을 때의 혈당치(mg/dl)	저녁 메뉴	운동* 20~30분 후의 혈당치(mg/dl)	체중 (체지방)
도시락(흰쌀밥200g, 물만두, 미트볼, 달걀 프라이, 채소절임, 미역된장국, 바나나)	247	흰쌀밥 150g, 고야, 달걀, 소시지, 미역, 콩나물, 오이, 고기 두부조림	92	53.3 (6.5)
달걀 들어간 롤빵 2조각, 채소, 치즈 1장, 홍차(무가당), 바나나	214	롤빵 1조각, 무순, 참치조림, 돼지고기구이, 콩나물, 고야, 달걀, 소주 2잔, 멜론 1조각	121	53.0 (7.6)
도시락(현미밥 140g, 물만두, 불고기, 달걀 프라이, 채소절임, 미역된장국, 바나나)	274	현미밥 100g, 마파두부, 무순, 두부우무무침, 크로켓, 토마토, 된장국	118	53.1 (6.6)
카레라이스 270g	284	카레라이스 300g	163	53.6 (7.1)

* 걷기, 제자리걸음, 팔굽혀펴기, 복근운동

C씨가 좋아하는 식품과 혈당치 변화

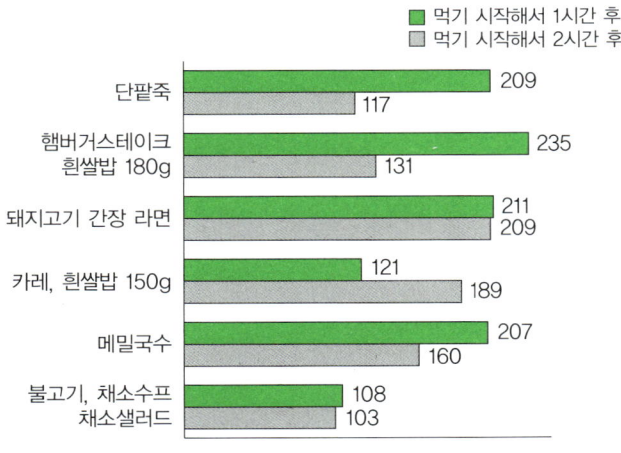

3장·모든 원인은 탄수화물

가 가장 높다. 즉 혈당의 상승은 우리가 생각하는 것보다 훨씬 빠르다. 따라서 먹고 나서 즉시 운동을 시작하지 않으면 식후 고혈당을 막을 수 없다.

옛날에는 식후에 바로 운동을 하는 것은 좋지 않다고 생각했다. 소화를 위해 식후 한 시간 정도는 쉬고 나서 운동을 하는 것이 상식이었다. 어느 정도는 맞는 말이지만, 당뇨병 환자에 한해서는 바람직하지 않다. 식후 한 시간이 지나면 혈당치는 이미 최고치에 달해 있기 때문이다.

반대로만 해왔다!

나는 처음 병원을 찾아온 환자에게 앞에서 예로 든 환자 A, B, C씨의 이야기를 반드시 들려준다. 그리고 그들처럼 여러 가지 식품을 먹고 식후 혈당치를 측정해보라고 한다. 그러면 다음 진료 때는 이구동성으로 이렇게 말한다.

"깜짝 놀랐습니다. 지금까지 완전히 반대로만 해왔어요!"

많은 사람들이 칼로리에만 신경을 써서 점심은 메밀국수나 주먹밥으로 해결을 했다고 한다. 당연히 식후 혈당치는 200mg/dl을 넘어 300mg/dl 가까이 상승했다. 하지만 나의 조언을 듣고 저녁에 고기를 먹고 소주까지 마셔도 식후 혈당치는 올라가지 않았다. 도대체 지금까지의 노력은 뭐였나 하는 생각이 드는 것도 당연하다. 계속 메밀국수나 주먹밥만 열심히 먹었다면 어떻게 됐겠냐고 분개하는 사람도 있었다.

혈당치는 혈액 속의 포도당 농도를 나타내는 숫자다. 고혈당은 혈액 속에 포도당이 넘칠 정도로 많은 상태다. 정상인은 포도당 자체를 먹어도 췌장이 인슐린을 제대로 분비해주기 때문에 혈당치가 지나치게 높아지는 일은 없다.

정상인의 혈당치는 항상 70~140mg/dl을 유지하도록 프로그래밍되어 있으므로 양갱 하나를 다 먹어도 140mg/dl을 넘지 않는다. 따라서 건강한 사람이 메밀국수나 주먹밥을 먹는 것은 전혀 문제가 되지 않는다.

하지만 일단 당뇨병에 걸리면 메밀국수 한 그릇으로 혈당치는 급상승한다. 당뇨병 환자는 췌장이 약해져 있기 때문에 메밀국수 한 그릇이 상승시킨 혈당치를 진정시킬 만한 인슐린을 분비하지 못한다.

당뇨병이 낫지 않는 병이라고 하는 것은 이 때문이다. 현재의 의학으로는 약해진 췌장을 원래 상태로 되돌릴 수 없다. 일시적으로 혈당치를 낮출 수는 있어도, 이것은 췌장의 기능이 회복되었기 때문이 아니다.

이런 상황에서 혈당치를 조절하는 방법은 두 가지밖에 없다. 하나는 몸속에서 분비가 안 되는 인슐린을 외부에서 보충하는 것이다. 즉 인슐린 주사다. 또 하나는 인슐린이 충분히 분비되지 않아도 혈당치가 올라가지 않도록 하는 것이다. 여기에는 물론 약도 도움이 되지만 식사 조절이 무엇보다 중요하다.

메밀국수는
설탕과 다를 바 없다

지금까지는 혈당치가 올라가지 않도록 하려면 칼로리 섭취를 제한해야 한다고 생각했다. 따라서 환자들은 메밀국수가 좋은 식품이라고 판단했다. 그러나 메밀국수를 먹는 것은 설탕을 먹는 것과 다를 바 없다.

아직까지 많은 병원에서는 칼로리 제한으로 당뇨병을 치료하는 것이 일반적인데, 이 경우 성인 남성은 1600칼로리 이하, 성인 여성은 1440칼로리 이하로 정해져 있다. 1200칼로리를 목표치로 정하는 병원도 있다.

1200칼로리라면 양이 어느 정도 될까? 요즘 많이 출판되고 있는 칼로리 제한 다이어트 서적을 참고하면, 비프스테이크나 불고기덮밥은 1000칼로리 가까이 된다. 점심에 이런 음식을 먹을 경우 아침과 저녁은 비교적 칼로리가 낮은 채소만 뜯을 수밖에 없다. 1200칼로리로는 제대로 된 식사를 할 수 없으므로 환자는 극심한 스트레스에 시달리다 결국 포기하고 싶은 마음이 된다.

게다가 아무리 칼로리 제한에 신경을 써도 혈당치가 내려가지 않는 경우가 많다는 게 문제다.

많은 의료기관에서는 쌀은 근기가 있으므로 기름기 있는 음식 대신 밥을 먹도록 지도하고 있다. 그래서 좋아하는 고기나 튀김은 애써 외면하면서 탄수화물을 열심히 먹는다. 그런데 식후 혈당치는 200mg/dl에서 내려올 줄을 모른다. 환자 입장에서는 뭐가 문제인지 답답하기만 할 것이다.

ADA(미국 당뇨병학회)의 공식 가이드북에는 이렇게 명시되어 있다.

"탄수화물은 섭취 후 15분 이내에 혈당치를 높이고 두 시간 이내에 100퍼센트 포도당으로 바뀌어 흡수된다. 단백질이나 지방은 혈당치를 전혀 높이지 않는다."

칼로리 제한을 중요하게 생각하고 있는 환자로서는 좀처럼 믿기 어려운 말일 것이다.

버터가 듬뿍 들어간 치즈오믈렛과 식빵 한 조각 중에서 고르라고 하면 대부분은 망설이지 않고 식빵을 고를 것이다. 그러나 실은 오믈렛이 혈당치에 미치는 영향이 적다. 150칼로리 주먹밥 2개를 먹으면 식후 혈당치는 200mg/dl을 넘기지만, 700칼로리나 되는 비프스테이크로 혈당치가 올라가는 일은 없다.

    칼로리 제한이 올바른 식사법이라고 생각하는 환자들은 고칼로리인 비프스테이크는 당연히 먹으면 안 되는 음식으로 알고 멀리한다. 그러나 먹고 나서 혈당치를 재어보면 명백히 드러난다. 내 환자들은 자신의 몸으로 직접 실험해보고 확실히 납득했다.

술 마신다고 무조건
혈당치가 올라가는 것은 아니다

당뇨병에 걸리면 술은 무조건 끊어야 한다고 생각하는 사람이 많다. "좋아하는 술을 끊어야 할 정도라면 당뇨병에 걸려 일찍 죽어도 상관없다"고 선언하고 병원을 멀리하는 사람도 있다. 의사나 환자가 칼로리 제한 신화에 얽매여 있기 때문이다.

술은 일단 칼로리가 높다. 예를 들어 맥주 한 캔(350ml)이 약 150칼로리, 정종 한 잔은 약 200칼로리, 소주 한 잔은 약 150칼로리다.

친구 중에 술고래가 있는데, 그는 매일 밤 맥주 2캔, 정종은 최소한 3잔 마신다. 술만으로 900칼로리를 섭취하는 셈인데, 그가 1600칼로리로 제한하는 경우 남는 칼로리는 700칼로리다. 하루에 세 끼를 먹는다고 하면, 한 끼에 230칼로리만 먹어야 한다. 친구는 영양사에게 "당장 술을 끊으세요. 술로 칼로리를 섭취해봤자 허사예요.

그 양만큼 밥을 드세요!"라는 말을 들었다.

하지만 나는 과음은 당연히 좋지 않지만, 당뇨병이라고 술을 완전히 끊을 필요는 없다고 생각한다. 내 경험으로는 당뇨병 환자 가운데 애주가는 별로 없고, 오히려 밥이나 단것을 좋아하는 사람이 훨씬 많았다.

물론 알코올은 칼로리가 높다. 하지만 몸속에서 바로 연소되므로 전혀 축적되지 않는다. 따라서 알코올 자체로는 살이 찌지 않는다. 중요한 것은 술의 종류, 즉 술의 당질 함유량이다. 술에 따라서는 알코올과 수분 외에 당질이 많이 함유된 것도 있기 때문이다. 당질 함유량으로 볼 때 당뇨병 환자에게 가장 안 좋은 술은 맥주다. 와인이나 샴페인에도 맥주보다는 적지만 당질이 함유되어 있다.

반면에 소주나 위스키, 브랜디 같은 증류주는 당질이 전혀 함유되어 있지 않으므로 혈당치에 영향을 주지 않는다.

예를 들어 맥주 한 캔에 들어 있는 당질의 양은 10그램 정도 된다. 따라서 술을 마실 때 '첫잔은 꼭 맥주라야 한다'는 사람은 굳이 그 즐거움까지 포기할 필요는 없다(단, 요산 수치가 높은 사람은 푸린이 많이 함유된 맥주는 반드시 피해야 한다). 내 환자 중에도 하루 일과가 끝나면 맥주를 한 캔 마신 다음 소주 몇 잔을 즐기면서 혈당치를 조절하는 사람이 많다.

ADA(미국 당뇨병학회)에서는 술과 당뇨병의 관계에 대해 다음과 같이 명확하게 설명하고 있다.

"술은 포도당으로 변해서 혈당치를 높이는 작용은 하지 않는다. 오히려 간에서 방출하는 포도당 양을 줄이기 때문에 인슐린이나 당뇨병 약을 사용하는 사람은 저혈당이 될 위험이 있다."

실제로 2형 당뇨병 환자 190명을 두 그룹으로 나눠서 한쪽에는 매일 밤 와인을, 또 한쪽에는 매일 밤 무알코올음료를 마시게 하고 아침에 공복 시 혈당치를 측정해보았다. 그 결과 와인을 마신 그룹의 혈당치가 22mg/dl이나 낮았다. 적당한 양의 술이라면 오히려 '마시는 편이 좋다'고 할 만한 결과가 나온 것이다.

칼로리 제한 지상주의 때문에 어처구니없는 일을 겪은 환자의 예를 소개하겠다. H씨는 접대 등으로 술을 마셔야 하는 날에는 영양사한테 지도받은 대로 술로 섭취하는 칼로리만큼을 다른 식사에서 제해야 했다. 그러다 보니 안주는 거의 먹지 못했다. 하지만 이런 날은 자고 나면 어김없이 몸 상태가 좋지 않았다. 두통도 있고 기운도 없어 H씨는 '역시 술을 마시면 혈당치가 올라가는구나' 하고 생각했다.

하지만 실제로는 완전히 반대다. 알코올은 혈당치에 영향을 주지 않고, 연구에 따르면 적당한 양의 술은 다음 날 아침 혈당치를 오히려 낮추는 경향이 있다. 이런 상황에서 식사량을 줄였으니 저혈당이 된 것이다.

술이 당뇨병에 정말 나쁜 영향을 준다면, 프랑스처럼 와인을 즐겨 마시는 나라는 당뇨병 환자가 많고 음주를 금하는 이슬람 국가는 적어야 할 것이다. 하지만 중동 지역에는 당뇨병 발병률이 높은 나라가 많다. 라마단 기간에 낮 동안은 금식을 하기 때문에 활동을 삼가고 금식이 끝나는 밤에는 폭식을 하게 되는데, 이러한 습관이 중동의 당뇨병 발병률을 높이는 것이 아닌가 생각된다.

탄수화물 계수법

이제 당신의 관심은 칼로리보다 탄수화물에 쏠리게 되었을 것이다. 이미 당뇨병이 있는 사람은 물론, 혈당치가 조금 걱정되는 사람도 오늘부터 탄수화물의 양을 줄이는 노력을 해야 한다. 특히 탄수화물을 좋아하는 동양인은 식사에서 탄수화물이 차지하는 비율이 일반적으로 60퍼센트 이상이므로 더욱 주의해야 한다.

예를 들어 아침은 편의점에서 사온 주먹밥, 점심은 라면이나 볶음밥, 밤은 일반 가정식으로 먹는다면, 탄수화물이 차지하는 비율은 80퍼센트를 넘게 된다. 이래서는 혈당치를 낮추는 일 자체가 무리다. 당연히 비만과도 직결될 수밖에 없다.

영국에서 만들어진 새로운 개념의 당뇨병 식사관리법이 있다. '탄수화물 계수법(당질세기)'이 그것인데, 영어로는 'Carbohydrate

Counting', 줄여서 CC라고 표기한다.

  탄수화물 계수법은 탄수화물의 양을 줄이기 위한 방법으로, 약 15그램의 탄수화물을 '1카보'로 해서 하루의 카보 수를 조절하는 것이다. 예를 들어

  아침 약 3카보

  점심 약 3카보

  저녁 약 5카보

  간식 약 2카보

라고 하면 하루 합계는 13카보(탄수화물 195그램 섭취)가 된다. 여기에서 저녁은 3카보, 간식은 1카보로 3카보를 줄여 하루 합계를 10카보(탄수화물 150그램 섭취)로 제한하는 식이다. 줄어든 탄수화물의 양만큼 육류나 생선, 채소 등 단백질이나 지방분을 섭취하면 되므로 공복감에 시달리지 않아도 된다.

  그런데 우리가 주로 먹는 식사에 들어 있는 탄수화물의 양을 알기가 쉽지 않다. 한 가지 요리에도 여러 가지 재료가 쓰이기 때문이다. 예를 들어 간단하게 보이는 카레라이스만 해도 밥뿐만 아니라 감자, 당근, 카레 가루 등이 포함되는데, 여기에는 전부 탄수화물이 들어 있다.

  이러한 이유로 나는 환자들에게 정확한 탄수화물 계수법을 요구하지는 않는다. 단지 이 이론을 식사에 적절하게 이용해주길 바랄 뿐이다. 그리고 무엇보다 중요한 것은 식후 혈당치를 철저하게 측정

하도록 지도하는 것이다.

"이 가게 햄버거는 다른 가게보다 혈당치가 올라가지 않아."

"곁들인 감자는 먹지 말아야 했어."

"역시 면류를 먹으면 혈당치가 즉각 올라가네."

이런 식으로 스스로 혈당치의 변화를 파악하는 것이 가장 중요하다. 탄수화물의 양을 계산하는 것이 아니라 식후 혈당치를 높이지 않는 것이 목적이기 때문이다.

혈당치를 직접 측정한다

당뇨병은 아니지만 가족력이 있어 걱정이 되는 사람이라면 정기적으로 검사를 받고, '식품성분표' 등을 참고하여 탄수화물 섭취량을 늘리지 않도록 주의하면 된다.

그러나 실제로 당뇨병이나 경계형으로 진단받은 사람은 혈당치를 확실하게 관리하기 위해 식후 혈당치를 직접 측정하는 것이 좋다. 우리 병원에서도 환자들이 혈당치를 직접 측정할 수 있도록 지도하고 있다.

요즘에는 자가혈당측정기 덕분에 누구나 쉽게 혈당치를 잴 수 있다. 현재 여러 회사에서 성능이 뛰어난 제품을 판매하고 있는데, 조작법이나 기능 자체는 거의 비슷하기 때문에 어떤 것을 선택해도 큰 차이가 없을 것이다.

개인적으로 구입할 때는 사용법을 철저히 이해한 뒤에 사용하도록 한다. 채혈기구는 다른 사람과 공유하지 말고 개인 전용으로 한다. 특히 채혈침을 여러 사람이 같이 사용할 경우 간염 감염 등의 위험이 있으므로 절대 금한다.

최신식 측정기는 팔에서 채혈할 수 있다는 것이 가장 큰 장점이다. 얼마 전까지는 손가락 끝을 찔러서 필요한 혈액을 얻는 것이 대부분이었다. 손가락 끝에는 신경이 매우 촘촘하게 분포되어 있어 침을 조금만 찔러도 심한 통증을 느끼는 경우가 있다. 이 때문에 자가 측정을 그만두는 환자도 있었다. 반대로 손가락 끝에서 채혈을 해도 아프지 않다면 합병증으로 신경 장애가 진행되고 있을 가능성이 높다.

최근에 나온 기기 중에서도 가장 새로운 것은 팔에 작은 침을 찌르기만 하면 되는 종류다. 침을 찌른다고는 해도 주사 같은 것이 아니라, 기기를 팔에 누르기만 하면 어느새 혈액이 필요한 양만큼 채취된다. 공포심도 전혀 느껴지지 않으며, 사람들 앞에서도 주저 없이 사용할 수 있다.

혈당측정기는 대부분 대량의 혈액이 필요하므로 손가락 채혈이 필수적이다. 그러나 우리 병원에서 사용하고 있는 기기는 작은 점 정도의 혈액만으로 충분하다. 이것을 측정기에 넣으면 5초 만에 혈당치가 표시된다. 너무나 간단해서 환자들이 좋아한다.

참고로 미국에서는 '지속혈당측정기'가 실용화되어 있다. 복부 주변에 장착해두면 자동적으로 24시간 혈당치 변화를 알 수 있다.

24시간 장착하는 '홀터 심전도계'를 상상하면 이해하기가 쉬울 것이다.

이 측정기는 특히 취침 중에 저혈당으로 떨어지는 등 혈당치 변화가 극심한 사람에게 도움이 된다. 나도 주문해서 사용해보았는데 불편함이나 통증은 느끼지 못했다. 머지않아 세계적으로 실용화될 것으로 보인다.

혈당치를 실감하면
자신감이 붙는다

나는 자가혈당측정기를 구입한 환자에게 매일 두 번은 혈당치를 측정하도록 한다. 먼저 아침에 일어나자마자 공복 시 혈당치를 재는데, 이것으로 당뇨병의 정도, 즉 췌장이 어느 정도 약해져 있는지를 파악할 수 있다. 공복 시 혈당치가 120mg/dl 이하라면 아직 가벼운 당뇨병, 121mg/dl에서 160mg/dl 사이라면 중간 단계로 판단한다. 161mg/dl 이상이면 췌장이 상당히 약해져 있으므로 자기 전에 인슐린을 한차례 보충하는 방법을 고려해야 한다.

가장 중요한 것은 식후 혈당치다. 앞에서 설명했듯이 혈당치의 급상승은 혈관을 손상시키므로, 식후 혈당치를 200mg/dl 이하로 떨어뜨리는 것을 목표로 치료해나간다. 식후 혈당치가 거의 200mg/dl 이하로 유지되면 당화혈색소 수치도 6.0퍼센트 이하로 안정되어

간다.

식후 혈당치의 기준은 식사를 시작했을 때부터다. 즉 식후 한 시간 혈당치란 먹기 시작해서 한 시간 후에 측정한 것이다.

특히 중요한 것은 저녁식사 후의 혈당치이므로, 공복 시 혈당치 외에 저녁식사 후에도 또 한 번 혈당치를 측정하도록 한다. 가끔 아침식사 후나 점심식사 후에도 혈당치를 측정해 식생활을 점검하는 것이 좋다.

"메밀국수를 먹었더니 정말 혈당치가 올라갔어요."

"고기를 실컷 먹고 소주까지 마셨는데도 괜찮더군요."

"멜론은 정말 충격이었어요!"

이런 식으로 혈당치를 직접 실감할 수 있기 때문에 의욕도 생기고 자신감도 붙는다. 좋아하는 단팥빵을 먹었을 때는 먹고 나서 30분 정도 걸어주면 혈당치가 별로 올라가지 않는다는 사실도 알게 된다. 이렇게 하면 좋아하는 것도 어느 정도 먹을 수 있기 때문에 고통스럽지 않게 당뇨병과 잘 사귈 수 있다.

라면으로 마무리하는 것은 치명적이다

앞에서 나는 알코올은 살이 찌지 않는다고 설명했다. 술 자체는 '텅 빈 칼로리(empty calorie)'로 불리고 있듯이 몸속에서 바로 연소해버린다. 의사 입장에서는 술을 많이 마시는 것은 찬성할 수 없지만, 세상에는 술을 열렬히 사랑하는 사람이 많다. 그리고 이들 중에는 살이 찐 사람이 많지 않다. 오히려 술은 적당한 선에서 끝내더라도 마무리로 라면 같은 것을 먹는 사람이 살이 찐다.

많은 사람들이 술을 마신 뒤에 얼큰하고 뜨거운 라면을 즐긴다. 술자리에서 배를 다 채우지 않고 라면 한 그릇을 위한 자리를 남겨두는 사람도 있다. 겨울철에는 탕이나 국밥 같은 것도 해장으로 인기가 있다.

이처럼 많은 사람들이 늦은 시간에 탄수화물을 섭취하고 있다. 게다가 술에 취하면 다이어트 의지는 사라지고 곱빼기까지 뚝딱 먹어치운다. 먹고 나서 운동 같은 것은 하지 않으니 살이 찌는 것은 당연한 일이다. 당뇨병 환자라면 혈당치도 급상승한다. 마무리로 먹는 라면은 치명적이라고 생각하는 것이 좋다.

위험한 것은 라면이나 밥 종류만이 아니다. 단것도 마찬가지다. 최근에는 단것을 좋아하는 남성도 급증했다. 아니 옛날부터 남자도 단것을 좋아했다. 케이크를 사러 가게에 들어가는 것이 괜히 창피하고 번거로워 참았을 뿐, 편의점에서 간단히 살 수 있는 시대에는 그런 눈치를 볼 필요가 없다.

카페에서도 계산대 옆에 케이크나 쿠키 같은 것을 진열해놓는 곳이 많아졌다. 커피를 사면서 자연스레 진열대로 시선을 돌리게 된다. 결국 배가 고프지도 않은데 그냥 담는다. 라면과 마찬가지로 습관이 된 것이다.

이러한 습관은 끊는 것이 제일이다. 탄수화물이나 단것을 먹지 말라는 말이 아니다. 생각 없이 그냥 입에 넣지 말고 양을 줄여나가고, 잠자기 전에는 최대한 삼가며, 많이 먹었을 때는 운동을 한다. 이것만 주의해서 지켜도 전체적인 혈당치를 낮출 수 있다.

아침과 밤에는 탄수화물을 먹더라도 밤에는 먹지 않는 것이 비결이다. 밤에 탄수화물을 먹으면 그 후에 잠을 자기 때문에 혈당치를 낮출 수 없다. 즉 고혈당이 다음 날 아침까지 계속되는 것이다. 고혈당이 장시간 계속되면 당화혈색소 수치가 떨어지지 않는다. 따라서 밤에는 탄수화물을 먹지 않는 것이 좋다.

혈당치 조절에
성공하다

요리는 보통 한 가지 재료로만 만드는 것이 아니므로, 탄수화물 계수법을 엄밀하게 실행하기란 어렵다. 중요한 것은 식후 혈당치를 높이지 않는 것이다.

그러기 위해서는 매일 먹는 식사 내용과 식후 혈당치를 기록해서 '혈당치를 높이는 식품과 높이지 않는 식품'을 파악해, 혈당치를 높이는 식품을 최대한 피하거나 먹은 경우는 운동으로 상쇄시키는 습관을 들여야 한다.

기록이라고는 하지만 정해진 규칙 같은 것은 없다. 수첩 한 귀퉁이에 간단히 적어도 좋고 컴퓨터에 기록해서 저장해도 좋다. 나름대로 즐기면서 할 수 있다면 그것으로 충분하다. 참고로 내가 담당하고 있는 환자의 기록을 몇 가지 소개하겠다.

D씨는 70대로 회사의 사장이다. 처음 찾아왔을 때 소변의 알부민 수치가 25로 당뇨병 3단계(147쪽 참조)였다. 이미 합병증도 진행중이었다.

나는 당뇨병이 3단계 이상으로는 진행하지 않고 합병증도 더 이상 악화되지 않도록 치료 방침을 세웠다. 약도 사용하면서 탄수화물 섭취량을 줄이는 방법으로 혈당치 조절을 시도했다.

다음 쪽의 표를 보면 D씨가 얼마나 성실하게 치료에 임했는지 짐작할 수 있다.

D씨는 직장이 있는 나고야에서 매달 한 번씩 병원을 방문했는데, 그때마다 한 달치 기록을 가지고 왔다. D씨의 생활은 결코 무미건조하지 않다. 식사도 매일 제대로 챙겨 먹고 있으며, 거래처와 회식도 자주 하고 주말 점심에는 맥주를 마시기도 한다.

이러한 생활을 하면서도 식후 혈당치가 거의 완벽하게 200mg/dl 이하로 유지되었기 때문에 7.3퍼센트였던 당화혈색소 수치가 5.9퍼센트까지 떨어졌다. 이 상태는 현재까지 꾸준히 유지되고 있다.

D씨의 식사 기록을 살펴보면 탄수화물을 잘 절제하고 있음을 알 수 있다. 7월 6일에는 점심식사 후 혈당치가 급격히 올라갔지만, 이것은 본인도 자각하고 있듯이 밥과 탄수화물의 함량이 높은 식품들을 많이 먹었기 때문이다.

이 정도로 식사와 혈당치의 관계를 정확히 파악할 수 있으면 혈당치 조절은 성공한 것이나 다름없다. 덕분에 나는 혈당치 조절은

D씨의 일주일 식단과 혈당치 변화

	7월 6일(월)	7월 7일(화)	7월 8일(수)
아침식사 전 혈당치(mg/dl)	120	76	129
아침	양파슬라이스 멸치 샐러드, (조미간장), 양상추, 양배추, 당근, 브로콜리, 비프립 호박, 파프리카 샐러드(매실드레싱), 밀기울빵 1개, 호두 3알, 햄슬라이스 2장, 요구르트, 녹즙 3잔, 녹차	양파슬라이스 멸치 샐러드, (조미간장), 양상추 비프립샐러드, 로스트비프(매실드레싱), 밀기울빵 1개, 호두 3알, 요구르트, 녹즙 2잔, 녹차	양파슬라이스 멸치 샐러드, (조미간장), 양상추 비프립, 무 샐러드(매실드레싱), 밀기울빵 1개, 호두 3알, 요구르트, 녹즙 2잔, 녹차
운동	덤벨 2kg짜리 들고 스텝기구 7분 밟기		
식후 혈당치(mg/dl)	195	163	180
점심	외식(돈가스 정식) 돈가스 150g, 유자·무·생선 으깬 것, 채소볶음(무, 유부, 토란, 구약나물), 된장국, 밥 100g (전체적으로 채소가 지나치게 달았음)	외식 닭튀김 150g, 두부1/4모, 샐러드(양배추, 양상추, 녹미채, 미역, 토마토, 콩, 무, 양파, 강낭콩, 당근 등), 밥 30g	채소볶음(베이컨, 당근, 양배추, 양파, 콩나물, 피망), 토마토 1개, 녹즙 2잔, 녹차
비고	스트레스(회의)		
식후 혈당치(mg/dl)	336	211	171
저녁	소라찜, 양파말이, 해산물샐러드(붉돔, 새우, 아스파라거스), 가자미구이, 두부탕(두부 1/2모, 표고버섯), 생선된장국, 맥주 2잔, 정종 2잔, 소주 3cc, 화이트와인 1/2잔	두부탕(두부 1모, 팽이버섯, 표고버섯), 로스트비프(양파슬라이스, 양배추, 양상추), 토마토 1개, 캔맥주 500cc 1캔, 소주 3cc	외식 삼치구이, 전갱이튀김 1개, 두부 1/4모, 돼지고기, 된장국, 잎채소찜, 무 간 것, 밥 70g, 생맥주(중) 2잔
운동			덤벨 2kg짜리 들고 스텝기구 10분 밟기
식후 혈당치(mg/dl)	70	142	188

7월 9일(목)	7월 10일(금)	7월 11일(토)	7월12일(일)
133	155	150	98
양파슬라이스 멸치 샐러드(조미간장), 양상추 비프샐러드(매실드레싱), 밀기울빵 1개, 호두 3알, 요구르트, 녹즙 2잔, 녹차	양파슬라이스 멸치 샐러드(조미간장), 양상추 비프샐러드(매실드레싱), 밀기울빵 1개, 호두 3알, 요구르트, 녹즙 2잔, 녹차	외식 스크램블 에그, 베이컨, 프라이포테이토, 토마토 주스, 홍차 2잔, 밀기울빵 2개	양파슬라이스 멸치 샐러드(조미간장), 양배추 당근 무 샐러드(매실드레싱), 밀기울빵 2개, 호두 3알, 요구르트, 녹즙 2잔, 녹차
	덤벨 2kg짜리 들고 스텝기구 5분 밟기		
198	174	192	156
채소볶음(돼지고기 100g, 양파, 피망, 콩나물, 호박, 파프리카, 당근, 표고버섯), 샐러드(양상추, 양배추, 무, 당근, 보라색양배추, 파프리카, 매실드레싱), 토마토 1개, 녹즙 2잔, 녹차	채소볶음(베이컨, 양파, 피망, 당근, 양배추, 새송이버섯), 녹즙 2잔	외식 포타주, 샐러드 300g(날햄, 양상추, 새우, 파프리카, 삶은달걀, 보라색양배추, 양배추, 방울토마토), 미트스파게티 80g, 홍차	채소볶음(양파, 양배추, 피망, 당근, 새송이버섯), 양파슬라이스 멸치 샐러드, 닭다리구이 4개, 캔맥주 500cc 1캔, 녹즙 2잔, 홍차
178	182	194	167
외식 돼지고기샤브샤브(돼지고기 30g, 양상추, 양배추), 달걀프라이, 두부 1/4모, 튀김(새우, 가지, 양파, 고구마), 전갱이구이, 크로켓 1개, 돼지고기 된장국, 생맥주(소) 2잔	외식 안심스테이크 50g, 당근, 감자샐러드, 삶은달걀, 브로콜리, 두부 1/4모, 버섯무침, 어묵, 조개관자조림(타르타르소스), 해산물볶음국수, 소주 10cc	삶은달걀, 샐러드(새우, 아스파라거스, 풋콩, 광어회, 장어회, 가다랑어구이, 붉돔탕(두부, 표고버섯), 가지, 생맥주 1잔, 정종 1잔, 화이트와인 1/2잔, 소주 10cc	돼지고기꼬치 7개, 장어회, 국수, 정어리 말린 것 2개, 샐러드(15종류의 채소), 브로콜리 참깨무침, 토마토 1/2개
			덤벨 2kg짜리 들고 스텝기구 10분 밟기
169	184	99	166

D씨에게 맡기고 합병증 진행을 막는 데 신경을 집중할 수 있게 되었다.

이번에는 E씨의 식사 기록을 살펴보자.

E씨는 D씨만큼 탄수화물의 양을 엄격하게 줄이지는 않았다. 하지만 전에는 탄수화물 섭취량이 더 많았기 때문에 줄이는 방향으로 가고는 있다.

E씨는 바쁜 아침에는 빵이나 바나나를 음료수와 함께 먹고 점심은 외식을 하거나 편의점에서 산 샌드위치를 먹는 경우가 많다. 따라서 E씨에게는 탄수화물을 적극적으로 줄이는 것보다 운동을 하는 편이 훨씬 효과적이라고 생각했다. 이에 E씨는 항상 만보계를 차고 다녔고, E씨의 기록에는 식후의 걸음 수와 소비된 칼로리까지 표시되어 있다.

나는 환자들에게 먹은 것과 식후 혈당치를 기록하도록 지도는 하고 있지만, D씨와 E씨처럼 세세하게 하라고 요구하지는 않는다. 자신에게 편한 방법이 가장 좋기 때문이다. 무리해서까지 기록에 신경 써야 한다면 오래 지속하기 어렵다.

어느 중국인 환자는 문자로 기록하는 데서 그치지 않고, 디지털카메라까지 활용해 사진을 붙인 식사 일지를 갖고 온다. 일러스트레이터가 직업인 환자는 그림으로 설명을 해서 식사 일지가 아주 재미있는 삽화집으로 변신했다.

이처럼 식사 일지는 특별한 규칙이 있는 것이 아니라 자신이 하고 싶은 방식으로 하면 된다. 그리고 기록을 통해 혈당치를 높이는 주범을 알았다면 거기에 가까이 가지 않으면 된다.

E씨의 일주일 식단과 혈당치 변화

날짜		메뉴		양	혈당치 (mg/dl)	비고		메뉴	
6일 (월)	아침	곡물 과일 단백질 우유 및 유제품 채소 그 외 그 외	토스트 바나나 - 우유 양상추, 토마토 치즈 요구르트	1장 1/2개 - 80ml 적당량 1/2장 적당량	118	3389보 67kcal	점심	곡물 과일 단백질 우유 및 유제품 채소 그 외 그 외	샌드위치 빵 - 햄, 참치 치즈 양상추, 오이, 토마토 크로켓 달걀
7일 (화)	아침	곡물 과일 단백질 우유 및 유제품 채소 그 외 그 외	토스트 바나나 - 우유 양상추, 토마토 치즈 요구르트	1장 1/2개 - 80ml 적당량 1/2장 적당량	165	5155보 106kcal	점심	곡물 과일 단백질 우유 및 유제품 채소 그 외 그 외	샌드위치 빵 - 햄, 참치 치즈 양상추, 오이, 토마토 크로켓 달걀
8일 (수)	아침	곡물 과일 단백질 우유 및 유제품 채소 그 외 그 외	토스트 바나나 - 우유 양상추, 토마토 꿀 요구르트	1장 1/2개 - 80ml 적당량 적당량 적당량	167	저혈당 설탕	점심	곡물 과일 단백질 우유 및 유제품 채소 그 외 그 외	샌드위치 빵 - 햄, 참치 치즈 양상추, 오이, 토마토 크로켓 달걀
9일 (목)	아침	곡물 과일 단백질 우유 및 유제품 채소 그 외 그 외	토스트, 카스텔라 바나나 - 우유 오이 치즈 요구르트	각 1 1/2개 - 80ml 적당량 1/2장 적당량	195	3925보 86kcal	점심	곡물 과일 단백질 우유 및 유제품 채소 그 외 그 외	샌드위치 빵 - 햄, 참치 치즈 양상추, 오이, 토마토 크로켓 달걀
10일 (금)	아침	곡물 과일 단백질 우유 및 유제품 채소 그 외 그 외	토스트 바나나 - 우유 오이 치즈 요구르트	1장 1/2개 - 80ml 적당량 1/2장 적당량	207	4736보 93kcal	점심	곡물 과일 단백질 우유 및 유제품 채소 그 외 그 외	샌드위치 빵 - 햄, 참치 치즈 양상추, 오이, 토마토 크로켓 달걀
11일 (토)	아침	곡물 과일 단백질 우유 및 유제품 채소 그 외 그 외	토스트 망고 - - 시금치 달걀 요구르트	1장 적당량 - - 적당량 1개 적당량	65		점심	곡물 과일 단백질 우유 및 유제품 채소 그 외 그 외	중국식 냉라면 면 - 닭고기 - 오크라, 토마토 - -

양	혈당치 (mg/dl)	비고		메뉴		양	혈당치 (mg/dl)	비고
적당량 – 적당량 적당량 조금 적당량 적당량	123	5071보 99kcal 오후에 쿠키	저녁	곡류 과일 단백질 우유 및 유제품 채소 그 외 그 외	흰쌀밥 옥수수 삼치 – 감자, 양상추, 콩, 양파, 당근 낫토 맥주	120g 적당량 적당량 – 적당량 1개 300ml	178	저녁 식사 22시 30분
적당량 – 적당량 적당량 조금 적당량 적당량	–		저녁		술자리			
				곡류 과일 단백질 우유 및 유제품 채소 그 외 그 외	– – 생선, 회, 돼지고기 – 당근, 토마토, 아스파라거스 정종 생맥주	– – 적당량 – 조금 2잔 1잔	–	
적당량 – 적당량 적당량 조금 적당량 적당량	177	8744보 185kcal 오후에 땅콩	저녁		쇠고기 감자조림			
				곡류 과일 단백질 우유 및 유제품 채소 그 외 그 외	흰쌀밥 – 쇠고기 – 감자, 당근, 양파, 까치콩 낫토 맥주	130g – 적당량 – 넉넉히 1개 350ml	139	식후 아이스크림
적당량 – 적당량 적당량 조금 적당량 적당량	–	4996보 109kcal	저녁		카레라이스			
				곡류 과일 단백질 우유 및 유제품 채소 그 외 그 외	흰쌀밥 – 닭고기 – 감자, 당근, 양파, 모로헤이야 우엉조림	130g – 적당량 – 적당량 적당량	–	식후 롤케이크
적당량 – 적당량 적당량 조금 적당량 적당량	73	18시 주먹밥 1개	저녁		카레라이스			
				곡류 과일 단백질 우유 및 유제품 채소 그 외 그 외	흰쌀밥 – 닭고기 – 감자, 당근, 양배추, 모로헤이야 카레 맥주	120g – 적당량 – 적당량 1인분 350ml	281	저녁 식사 23시
1인분 – 적당량 – 적당량 – –	–	스콘 1개	저녁	곡류 과일 단백질 우유 및 유제품 채소 그 외 그 외	흰쌀밥 – 만두 – – 두부 맥주	120g – 적당량 – – 적당량 1.5잔		

멜론 빵은
악마의 식품이에요!

+ +

  D씨의 식사 일지에는 '밀기울빵'이 자주 등장한다. 밀기울이란 밀의 표피 부분을 말한다. 그리고 밀에서 껍질과 씨눈을 제거한 것이 밀가루다. 밀기울은 정제된 밀가루보다 식이섬유, 철분, 칼슘, 마그네슘, 아연, 구리 등의 영양성분이 풍부하게 함유되어 있을 뿐만 아니라, 혈당치를 밀가루만큼 높이지 않기 때문에 당뇨병 환자들에게 좋다.

  밀기울빵 외에도 탄수화물이 적게 든 대체식품이 여러 종류 판매되고 있으므로, 이러한 것들을 잘 활용하는 것도 혈당치를 조절하는 데 도움이 된다. 단, 우리가 접하는 정보가 전부 옳은 것은 아니므로 주의가 필요하다. 예를 들어 밀기울빵이라도 보통 밀가루에 밀기울을 아주 조금만 섞은 질 나쁜 제품이 있을 수 있다. 몸에 좋다고 생각하고 먹었는데 오히려 탄수화물을 과다 섭취하게 되는 셈이다. 믿을 수 있는 제품인지 확인하고 구입하는 것이 중요하다.

자신이 구입한 식품이 믿을 만한지를 판단하는 가장 좋은 방법은 실제로 먹어보고 식후 혈당치를 측정하는 것이다. 그리고 가능하면 그전에 당뇨병 환자 네트워크 등에서 정보를 얻어두는 것이 좋다.

우리 병원에는 한 달에 천 명이 넘는 환자가 방문한다. 그중 80퍼센트가 스스로 혈당치를 측정하고 있는데, 이를 통해 알게 된 정보를 내게 알려준다. 예를 들어 다음과 같은 식이다.

"오코노미야키는 소스를 뿌려 먹으면 혈당치가 즉시 올라가요. 소스는 위험한 것 같아요."

"멜론 빵은 악마의 식품이에요!"

"만두피는 혈당치를 높이기 때문에 만두는 속만 먹고 있습니다."

이러한 정보는 나를 거쳐 다른 환자들에게도 공유된다. 결국 가장 정확하고 바른 데이터를 손에 쥘 수 있는 것은 의사나 식품회사가 아니라 환자 본인이다.

현명한 환자는 여러 가지 정보를 참고하되 자신이 직접 알아보고 납득한 다음에 행동으로 옮긴다. 같은 악마의 멜론빵이라도 S씨가 좋아하는 빵집의 빵과 T씨가 좋아하는 빵집의 빵은 차이가 나는 경우가 많다. 수동적으로 정보를 받아들이지 말고, 적극적으로 자신만의 저당질 식생활을 해나가도록 하자.

4장

합병증은 무조건 막아야 한다

진짜 무서운 것은
합병증

환자들은 자신이 먹은 식품이 혈당치를 어떻게 변화시키는지 알게 되면 자신감을 되찾는다. 지금까지는 멋대로 상승하는 혈당치에 이리저리 휘둘리고 불안에 떨었지만, 이제는 자신의 의지로 어떻게든 조절할 수 있기 때문이다.

 이처럼 혈당치는 앞에서 설명한 것을 제대로 지키면 반드시 조절할 수 있다. 식사나 운동만으로는 조절하기 힘들다면 약의 도움을 받으면 되고, 경우에 따라서는 인슐린 주사도 유용하다. 그러나 당뇨병에서 진짜 걱정해야 할 점은 혈당치가 높은 것 자체가 아니다. 합병증이 생기고 그것이 악화되는 것이다. 일시적으로 당뇨병 조절이 잘 된다고 마음을 놓아서는 안 된다.

 당뇨병 진단을 받은 사람이라면 당뇨병과 합병증의 관계에 대해 의사로부터 대략적인 설명을 들었을 것이다. 그러나 경계형 단계에 있는 사람은 합병증에 대한 인식이 부족하다.

"당뇨병이 심해진 것이 합병증 아닌가?"

대부분은 이처럼 막연하게 인식하고 있다. 당뇨병에 걸리고 나서 합병증이 생긴다기보다, 당뇨병이 발병했을 때부터 합병증이 같이 진행되고 있다고 생각해야 한다. 그만큼 합병증은 심각한 문제다. 따라서 혈당치에 신경을 쓰면서(즉 당뇨라는 병을 의식하면서) 동시에 합병증에도 주의를 기울여야 한다.

다음 쪽 그림은 미국의 역학연구소가 합병증 발병률에 대해 조사한 결과를 정리한 것이다. '당뇨병 환자의 혈당치를 조절할 가치가 있는지' 20년 가까이 조사했다고 한다.

혈당치가 높은 환자를 두 그룹으로 나눠 한 그룹에는 당화혈색소 수치가 개선되도록 혈당치를 철저히 조절시키고(강화요법), 다른 그룹에는 적당한 선에서 그치도록 했다(기존의 치료 방식). 6년 6개월 후 환자들을 조사했더니 혈당치를 엄격하게 조절한 그룹은 합병증이 적었고, 적당한 선에서 그친 그룹은 합병증 발병률이 높았다. 이번에는 두 그룹 모두 혈당치를 철저히 조절하도록 하고 4년 후 다시 환자들을 조사해보았다.

그러자 처음부터, 즉 10년 반에 걸쳐 혈당치를 철저하게 조절한 그룹은 여전히 합병증이 적었으나, 이후에 강화치료로 전환한 그룹은 합병증 발병에 제동이 걸리지 않았다. 뿐만 아니라 6년 반 후(약

혈당치 조절과 합병증의 관계 조사(미국)

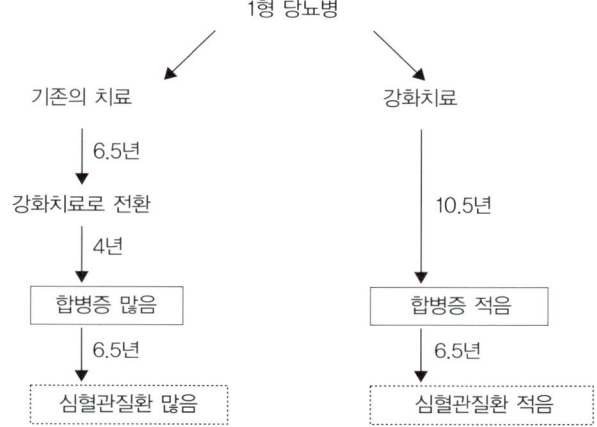

The New England Journal of Medicine 2000 Feb.10, 2005 Dec.22

17년간)의 조사에서는 처음부터 혈당치를 철저히 조절한 그룹은 심근경색 등의 심혈관 질환도 적었다.

이것은 처음 6년 반 동안의 결과가 10년 후에 나타난 증거로, '고혈당 메모리' 또는 '메타볼릭 인프린팅(대사 낙인)'이라고 부른다. '위험해지면 그때 손을 쓰면 된다'고 생각하다가 이미 돌이킬 수 없는 상황이 되는 것이다.

그런데 혈당치만 조절해주면 합병증이 일어나지 않느냐 하면, 꼭 그렇다고는 할 수 없다. 혈당치를 낮게 억제할수록 합병증 위험이 줄어드는 것은 사실이지만, 혈당치를 아무리 낮은 상태로 유지해도 합병증을 일으키는 환자가 적지 않다.

예를 들어 혈당치 조절이 잘 안 되는 환자는 20년 후에 절반 이상이 당뇨병성 망막증을 일으키며, 4분의 3이 당뇨병성 신장질환에 걸린다. 혈당치 조절이 잘되고 있는 환자라도 20년 후에는 13퍼센트가 망막증을, 35퍼센트가 신장질환을 일으킨다. 따라서 일단 당뇨병에 걸리면 전문의와 함께 지속적이고 성실하게 대처해나갈 수밖에 없다.

당뇨병 자체는 고칠 수 없지만, 합병증은 초기 단계에서 적절한 치료를 받으면 확실하게 나을 수 있다. 초기 단계에서의 합병증 대책이 미래의 삶을 결정하므로 절대 방치해서는 안 된다. 뒤에 설명하겠지만 합병증이 나타났는지를 확인하려면 소변의 알부민 수치 (146쪽 참조)가 중요한데, 약 3개월마다 검사해서 수치가 조금이라도 나빠지면 즉시 당뇨병 전문의를 찾아가도록 한다.

80퍼센트가
자신의 단계를 모른다

나는 당뇨병을 여섯 단계로 나눠서 생각한다. 각 단계를 간단히 설명하면 다음과 같다.

　1단계: 경계형이라 불리는 당뇨병 전 단계
　2단계: 당뇨병만 있고 합병증은 없음
　3단계: 당뇨병과 가벼운 당뇨병 합병증
　4단계: 당뇨병과 상당히 진행된 당뇨병 합병증
　5단계: 당뇨병과 심각한 당뇨병 합병증
　6단계: 당뇨병과 혈액 투석

이중에서 당뇨병과 가벼운 당뇨병 합병증이 있는 3단계는 나을 가능성이 있다. 그러나 4단계가 되면 나을 가능성은 50퍼센트, 5단계에서는 안타깝지만 나을 가능성이 전혀 없다.

다음 쪽 그림은 환자가 현재 어느 단계에 있는지를 파악하기 위한 것이다. 가장 먼저 주목할 것은 공복 시 혈당치(전날 마지막 식사 이후 열 시간 이상 절식한 시점의 혈당치)다. 이것이 110mg/dl 미만이라면 정상이다. 단계에 아예 포함되지 않는다.

110mg/dl 이상 126mg/dl 미만은 1단계인 경계형이거나, 2단계일 가능성이 있으므로 포도당 부하 검사(201쪽 참조)가 필요하다. 그 결과 경계형으로 판단되면 1단계다.

공복 시 혈당치가 126mg/dl 이상이면 포도당 부하 검사를 할 것도 없이 확실한 당뇨병이다. 또는 공복 시 혈당치는 정상이라도 포도당 부하 검사에서 120분 경과 시 혈당치가 200mg/dl을 넘어도 당뇨병으로 판단한다. 최하 단계가 2단계인 셈이다.

공복 시 혈당치가 110mg/dl 미만이라도 유전적 요인을 가진 사람은 결과에 안심하지 말고 포도당 부하 검사를 받아보는 것이 좋다.

당뇨병 2단계로 판단되면 이번에는 소변의 알부민 수치에 주목한다. 소변으로 나오는 단백질 가운데 하나인 알부민의 수치를 검사하면, 당뇨병만 있는 2단계인지 이보다 더 진행해 합병증이 발병한 단계인지 알 수 있기 때문이다.

소변의 알부민 수치가 18 이하라면 아직 합병증은 일어나지 않았다고 판단되므로 2단계로 진단한다. 그러나 18을 넘으면 가벼운 당

당뇨병 단계 결정 기준

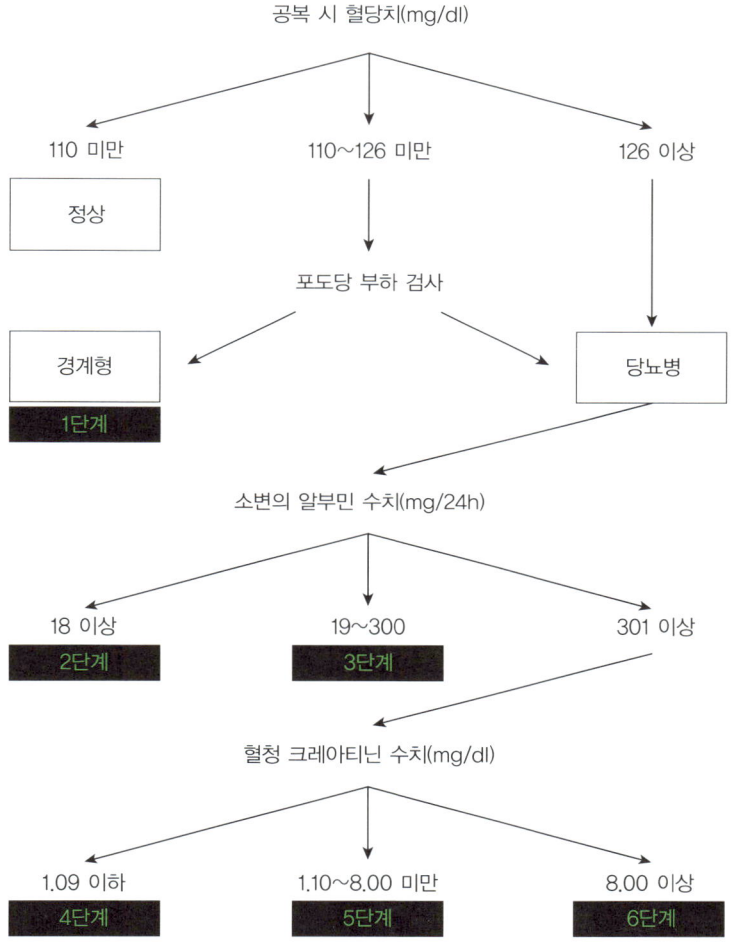

뇨병성 신장질환 같은 당뇨병 합병증이 진행 중인 3단계이며, 300을 넘으면 당뇨병 합병증이 상당히 진행된 4단계다.

4단계부터는 역시 신장 검사의 하나인 혈청 크레아티닌 수치를 알아보는데, 이 수치가 정상치를 넘으면 신장 기능이 회복되기 어렵고 계속 악화된다. 물론 당화혈색소를 5.0퍼센트로 낮춰도 개선의 여지가 없다. 즉 혈액 검사만으로는 합병증 치료가 늦은 단계인지는 알 수 없다. 혈청 크레아티닌 수치가 1.00 이하라면 4단계, 1.09를 넘으면 5단계, 8.00 이상이면 6단계로 판단한다.

당뇨병만 있는 2단계 환자가 계속 아무런 조치를 취하지 않으면 당연히 3단계로 진행한다.

3단계의 당뇨병성 신장질환은 아직 정도가 가벼워, 당뇨병 자체는 고칠 수 없어도 합병증은 나을 가능성이 있다. 그러나 소변의 알부민 수치가 300을 넘으면서 4단계로 돌입하면 아무리 치료를 해도 당뇨병성 신장질환은 낫지 않는다. 머지않아 혈청 크레아티닌 수치도 올라가기 시작해 4~5년 후에는 혈액 투석이 필요해진다.

환자들은 당뇨병 합병증이 무섭다는 것은 이해해도 자신의 합병증이 어느 단계인지는 잘 파악하지 못한다. 내 추측으로는 환자 중 20퍼센트 정도만 알고 있을 뿐, 나머지 80퍼센트는 자신의 단계를 짐작도 못하고 있다.

"이번에 당뇨병이라는 진단을 받아서 전문의한테 진찰을 받으러 왔어요."

이렇게 말하며 나를 찾아온 사람들 가운데 30퍼센트는 이미 3단계로 합병증이 발병한 상태다. 여기서 강조하고 싶은 것은 2단계에 그대로 머물러 있으면 당뇨병이라도 100세까지 건강하게 살 수 있다는 사실이다.

합병증이 일어나기 쉬운
세 가지 부위

당뇨병 합병증은 당뇨병에 걸리고 3년 이상 지나야 특정 부위에 증상이 나타난다. 특정 부위란 신경, 신장, 눈으로, 각각 '당뇨병성 신경장애', '당뇨병성 신장질환', '당뇨병성 망막증'이라고 불린다.

다음 표를 보면 알겠지만 가장 빨리 증상이 나타나는 합병증은 신경장애로, 당뇨병이 발병하고 나서 빠른 사람은 약 3년 만에 초기 증상이 나타난다. 그다음은 신장질환을 의미하는 미세알부민뇨가 보이고 이어서 망막증이 나타난다.

신경장애는 경도, 중등도, 중도로 나누어지며, 소리굽쇠를 이용한 진동 감각과 자율신경 검사로 진행 정도를 알 수 있다.

신장은 아직 증상이 나타나지 않는 '제1기'부터 혈액 투석이 필수인 '제5기'까지 분류되는데, 소변과 혈액의 검사치로 판정한다.

당뇨병 합병증의 경과

당뇨병 발병
⇩

0년	3년	5년	7년	10년	12년	15년	17년	20년	22년
신경장애 초기			중기		말기				
신장질환		미세알부민뇨				단백뇨		혈액투석	
망막증			단순망막증		증식 전 망막증		증식 망막증		실명

    망막증은 단순망막증, 증식 전 망막증, 증식 망막증 순으로 진행하며, 안저 사진과 안과의사의 검진이 필요하다.

    그런데 이러한 부위에 주로 당뇨병 합병증이 발병하는 이유는 무엇일까? 그것은 신경과 신장, 눈에 미세혈관이 집중되어 있기 때문이다. 혈당치가 높으면 굵은 혈관은 무사해도 미세혈관은 끊어지거나 막혀버린다.

    그렇다고 혈액 속의 당분 자체가 혈관을 끊거나 막는 것은 아니다. 혈당치가 높은 상태가 계속되면 여러 종류의 나쁜 물질이 혈관에 서서히 쌓이는데, 이들이 복잡하게 서로 영향을 주면서 합병증을 일으키는 것이다.

    그중에서도 대표적인 물질이 AGE다. AGE는 단백질과 당이 서로 달라붙은 물질이다. Advanced Glycation End-products의 약자로, 최종당화산물로 번역된다. 혈관 속에 남아도는 포도당은 콜라겐, 헤모글로빈 등의 단백질과 결합해 AGE가 된다.

AGE 외에도 폴리올이라는 물질의 축적이나 단백질인산화효소C 수치가 상승하는 것도 합병증의 원인이 된다. 그러나 주범은 역시 AGE다.

그런데 합병증은 세 가지인데 당뇨병의 단계는 왜 신장질환을 중심으로 설정한 걸까? 여기에는 몇 가지 이유가 있다.

우선 당뇨병의 합병증은 서로 병행해서 악화된다. 즉 신장질환이 나타나지 않는 사람은 아직 눈이나 신경도 괜찮다. 하지만 4단계 정도가 되면 눈이나 신경에도 꽤 심각한 증상이 나타날 것이다.

두 번째는 신장질환이 가장 중대한 합병증이라고 생각하기 때문이다. 물론 실명도 끔찍하다. 하지만 신장질환은 생명과 직결된다. 투석을 하게 되면 수명의 끝이 보이게 되는 셈이다. 또한 신경장애는 저리거나 통증 같은 증상이 있어 힘들지만 혈당치를 조절하면 나을 가능성이 높다.

세 번째는 당뇨병 전문의의 실력은 신장질환이 나타난 사람을 정상으로 되돌릴 수 있는지 없는지로 증명되기 때문이다. 그리고 나라면 3단계에 있는 사람의 합병증은 완치시킬 자신이 있다.

가장 많이 나타나는
자각증상은 손발 저림

당뇨병성 신경장애는 당뇨병 환자의 약 70퍼센트에서 볼 수 있는데 초기에는 자각증상이 없다. 그러다가 조금씩 병이 진행되면 손가락이나 발가락 끝이 찌릿찌릿하게 저리기 시작한다. 발바닥에 뭔가 붙어 있는 듯한 이상한 느낌이 든다는 사람도 있다.

　이러한 증상은 정상인에게도 자주 나타나지만, 당뇨병에 의한 경우는 좌우 양쪽에 다 나타나는 특징이 있다. 예를 들어 저리는 증상이 오른발에만 나타난다면 당뇨병에 의한 것이 아니다.

　또한 이러한 증상이 나타날 때는 반드시 손이나 발끝부터 시작된다. 발가락 끝보다 발목이 먼저 저리는 경우는 없다. 장갑을 끼거나 양발을 신는 부분부터 나타나므로, 이러한 증상을 글러브 스타킹 타입이라고 부른다.

증상이 진행되면 저리거나 불쾌한 느낌이 심해지면서 통증을 느끼는 경우도 있다. 저림이 심할 때는 경험한 사람이 아니면 알 수 없는 고통이 덮쳐와 밤에도 잠을 잘 수 없다.

신경장애가 여기서 더 진행되면 고통스러웠던 저림이나 불쾌감, 통증이 전부 사라진다. 다 나았기 때문이 아니라, 신경이 완전히 손상되어 아무것도 느끼지 못하기 때문이다. 이렇게 되면 난로에 발을 갖다대거나 바늘로 찔러도 아무런 느낌이 없다. 이 정도까지 증상이 진행되면 조직이 아예 죽어버리는 괴저(壞疽)가 일어나기 쉬워 발을 절단해야 하는 사태가 벌어질 수 있다.

참고로 흡연자는 괴저를 일으킬 확률이 높다. 안 그래도 당뇨병에 의한 동맥경화가 진행되는데 흡연이 이 증상을 더 악화시키기 때문이다.

당뇨병성 신경장애는 지각신경뿐만이 아니라 자율신경에도 발생한다. 자율신경에는 상반되는 작용을 하는 교감신경과 부교감신경이 있다. 인간의 몸은 아침이 되면 혈압이나 체온이 높아져 전투상태로 돌입한다. 이때 작용하는 것이 교감신경이다. 반대로 밤에는 부교감신경이 우위가 되어 혈압과 체온이 떨어지기 때문에 편안히 잠들 수 있다. 이처럼 우리의 건강은 적절히 조절되는 긴장과 휴식에 의해 유지되고 있다.

그러나 당뇨병성 신경장애가 생기면 이 자율신경도 손상된다. 이 때문에 현기증, 발한장애(땀이 지나치게 많이 나거나 반대로 전혀 나지 증상), 위장장애 등 흔히 말하는 자율신경 실조증의 증상도 나타난다.

남성에게 심각한 문제인 ED(발기부전)도 그중 하나인데, 혈당 조절을 철저히 하면서 신경장애를 치료하면 대부분 문제없다. 거의 낫는다. 물론 당뇨병에 걸린다고 반드시 ED가 되는 것도 아니다.

생명을 위협하는
신장질환

실명이라는 사태가 너무나 충격적인 탓에 환자들은 눈의 합병증만 신경 쓰는 경우가 많다. 그러나 생명을 위협한다는 의미에서 가장 경계해야 할 합병증은 신장질환이다.

당뇨병성 신장질환은 다음 표에서 나타난 바와 같이 다섯 단계로 나눌 수 있다. 당뇨병 발병에서 5년 정도 지나면 소변 속에 미량의 알부민이 섞여 나온다. 알부민은 혈액 속에 가장 많이 존재하는 중요한 단백질로, 정상인은 소변으로 배출되는 일이 없다. 검사기관에 따라 약간의 차이는 있지만 18 이하면 정상으로 진단한다. 아직 당뇨병성 신장질환은 일어나지 않은 상태다.

18 이상이면 2기인 초기 신증이다. 하지만 300을 넘지 않으면 가벼운 단계로 아직 나을 가능성이 있다.

당뇨병성 신장질환의 단계

단계	검사치	특징
제1기	알부민뇨 수치 정상(18 이하)	합병증은 일어나지 않은 상태(정상)
제2기	알부민뇨 수치 19~300	증상이 가벼우며, 나을 가능성이 높다(초기 신증)
제3기	단백뇨(알부민뇨 수치 301 이하)	진행은 하고 있으나, 치료를 하면 2기로 돌아갈 가능성 50%
제4기	혈청 크레아티닌 1.10 이상	신부전 발병. 나을 가능성이 없다
제5기	혈청 크레아티닌 8.00 이상	혈액 투석이 반드시 필요하다

300을 넘어가면 3기에 접어들어 일반 건강검진에서도 흔히 검출되는 단백뇨가 나타난다. 4기는 신부전이 발병하는데 이 단계에서는 치료가 거의 불가능하며, 얼마 안 있어 혈액 투석이 필요한 5기로 이행한다. 일본에서 당뇨병성 신장질환 때문에 혈액 투석을 받는 환자는 1년에 1만 6천 명이나 된다.

당뇨병성 신장질환이 진행되면 혈액 투석이 필요해지는 것은 신장의 모세혈관이 손상되어 신장의 본래 역할을 할 수 없기 때문이다. 신장은 우리 몸의 수분의 양을 일정하게 유지하고 노폐물을 배출하는 일을 한다. 이러한 기능이 망가지면 우리의 생명은 유지될 수 없다.

신장은 커피 여과지 같은 역할을 한다. 분자량이 큰(크기가 큰) 단백질은 통과시키지 않고 수분과 노폐물은 신장의 필터를 통과해 소변으로 배출된다. 신장의 기능이 나빠진다는 것은 이 필터에 구멍이 뚫린다는 말이다. 처음에는 작은 구멍이었지만, 시간이 갈수록 구멍이 커지고 수도 점점 늘어난다. 이 구멍을 막는 치료를 하지 않으면 아무리 혈당치를 낮춰도 소용없다. 즉 초기에 합병증을 치료하지 않으면 시기를 놓치게 된다.

신부전이 진행한 환자는 소변의 양이 조절 안 돼 몸이 붓거나 피로감을 느끼며 고혈압 증상이 나타난다. 따라서 신장의 기능을 대신하는 기계장치의 도움을 받게 되는데, 이것이 바로 혈액 투석이다. 투석을 하면 몸에 쌓인 노폐물이나 여분의 수분을 제거할 수 있고, 산성으로 치우친 혈액을 약알칼리성으로 되돌리며, 혈액 속의 전해질 수치도 정상으로 돌아오게 할 수 있다.

그러나 혈액 투석은 간단한 치료가 아니다. 몸의 부담이 크고 치료 시간도 길어 생활에 큰 지장을 준다. 뿐만 아니라 당뇨병 합병증으로 혈액 투석을 하게 된 사람은 신장병으로 투석을 하는 환자보다 평균 수명이 짧다.

이렇게 심각한 사태까지 가지 않으려면 합병증이 조금이라도 더 진행되기 전에 손을 써야 한다. 자신의 합병증 단계를 정확히 알려면, 알부민뇨 검사를 받아 그 수치를 파악해두는 것이 좋다.

갑자기 눈에 먹물이 쏟아졌다

일본에서는 매년 3천 명 이상이 당뇨병성 망막증으로 중도실명(후천적인 요인으로 실명)을 한다. 당뇨병 합병증 중에서 당뇨병 환자들이 가장 두려워하는 것이 아마도 실명이겠지만, 안타깝게도 이 합병증은 자각할 수 있는 조짐이 거의 나타나지 않는다.

당뇨병으로 진단받아도 처음에는 시력에 전혀 문제가 없기 때문에 안과를 찾는 사람이 많지 않다. 그러다가 어느 날 날벼락을 맞는 것이다. 망막증으로 안저 출혈이 크게 일어난 환자의 말을 빌리면, "갑자기 눈에 먹물이 쏟아졌다"고 한다. 안저 출혈이 경미하게 일어났을 때는 자각증상이 나타나지 않기 때문에 전혀 눈치채지 못하다가, 어느 날 갑자기 엄청난 출혈이 일어나면서 눈앞이 깜깜해지는 것이다.

그제야 부랴부랴 안과를 찾아간다. 그리고 거기서 처음으로 당뇨병 합병증이 이미 돌이킬 수 없을 정도로 진행된 상태라는 것을 알게 된다. 한쪽 눈이 전혀 보이지 않는 상태에서 병원을 찾아왔다면, 이미 다른 한쪽 눈도 절망적인 상태다.

의사를 붙잡고 "어떻게든 나머지 눈만은 잃지 않게 해달라"고 애원을 하지만, 대부분의 경우 불가능하다. 눈에 합병증이 생기지 않은 단계부터 주의하는 수밖에 없다. 당뇨병으로 진단받고 나면 최소한 1년에 한 번씩은 안과 검사를 받고 경과를 관찰하는 것이 좋다.

151쪽의 표를 한 번 더 살펴보자. 당뇨병이 발병하고 나서 7년이 지나면 단순망막증 소견이 보인다. 자각증상은 없지만 안저 사진을 찍어보면 가는 모세혈관에 작은 점 형태의 출혈이나 반점이 된 과거의 출혈 흔적이 보인다. 이 단계라면 아직 나을 가능성이 남아 있다.

그 후 5년 정도 지나면 출혈과 반점 영역이 넓어진 증식 전 망막증이 되고, 여기서 또 5년이 지나면 증식 망막증으로 진행한다. 이 상태가 되면 가는 혈관은 대부분 끊어지거나 막혀버린다. 혈관이 막히면 산소나 영양분을 보충하기 위해 우회도로처럼 새로운 혈관이 만들어지지만, 이 혈관은 매우 약해서 쉽게 대출혈을 일으킨다.

원래 눈 혈관은 아주 튼튼해서 당뇨병 환자가 아니면 안저 출혈을 거의 일으키지 않는다. 그런데 이렇게 견고한 혈관을 너덜너덜하게 만드는 것이 당뇨병성 망막증이라는 합병증이다.

두려워하지도 말고
방심하지도 마라

당뇨병 합병증은 고혈당 상태가 오래 지속된 결과가 나타나는 것이다. 혈당치가 높지 않으면 합병증은 생기지 않는다. 또한 아무리 혈당치가 높아도 그 상태가 오래 지속되지 않으면 합병증은 일어나지 않는다. 당뇨병에 걸리고 3~5년 이상 지나야 합병증이 나타나며, 그때까지는 설령 혈당치가 800mg/dl쯤 되더라도 합병증은 나타나지 않는다.

진료를 하다 보면 당황해서 전화를 걸어오는 환자가 있다.

"선생님, 큰일 났어요! 혈당치가 500을 넘었어요! 저 실명하는 건가요?"

혈당치가 500mg/dl을 넘으면 당장 시력을 잃을지도 모른다고 생각한 것이다. 하지만 혈당치가 아무리 높아도 그것이 일시적이라면 기절을 하는 경우는 있어도 갑자기 합병증이 생기는 일은 없다.

이것이 혈압이라면 있을 수도 있는 이야기다. 일시적으로 심각한 고혈압 상태가 되면 이 때문에 뇌혈관이 끊기는 경우도 있다. 그러나 혈당치는 그렇지 않다.

당뇨병 환자가 조심해야 할 것은 민감하게 반응하는 태도다. 직접 혈당치를 측정했는데 아주 높은 수치가 나왔다면 당연히 두려울 것이다. 반대로 괜찮은 수치가 나왔을 때는 당뇨병이 낫는 것이 아닌지 기대하게 된다.

그러나 앞에서도 설명했듯이 당뇨병은 완전히 새로운 형태의 만성병으로 평생 친구로 지내야 하는 병이다. 낙담도, 방심도 하지 않고 냉정하고 침착하게 싸워나가는 사람이 당뇨병뿐만 아니라 합병증도 이겨낼 수 있다.

5장

당뇨병 합병증의 주범은 AGE

10년 전의
잘못된 식생활의 낙인

당뇨병 합병증은 고혈당의 결과가 이후에 나타나는 것으로, '메타볼릭 인프린팅(대사 낙인)'이라고도 부른다. 이 낙인의 정체가 최근에 드러났는데, 바로 AGE라는 물질이다.

내과학의 교과서로 불리는 《해리슨 내과학》에도 당뇨병 합병증의 첫 번째 원인은 AGE라고 명시되어 있다. AGE, 즉 Advanced Glycation End-products(최종당화산물)는 포도당이 콜라겐 등의 단백질과 결합해서 만들어지는 화합물이다. 포도당이 단백질과 결합하는 과정에서 여러 가지 물질이 만들어지는데, AGE는 그것의 총칭이라고 생각하면 된다.

미국에서 수행한 실험에서 밝혀졌듯이, 6년 반 동안 혈당치를 제대로 조절하지 못한 사람은 그 후에 10년 이상 혈당치를 철저히 억제하더라도 합병증을 막을 수 없다(143쪽 그림 참조). 이것은 고혈당이었을 때 체내에 형성된 AGE가 사라지지 않고 낙인으로 남아 있음을 의미한다.

그러나 환자들은 이 사실을 좀처럼 이해하지 못한다.

"10년 전의 생활이 왜 지금까지 영향을 미치나요? 10년 전에는 혈당치가 높았지만 지금은 잘 조절하고 있으니 괜찮잖아요."

물론 이런 질문을 하는 것도 당연하다. 예를 들어 암 수술을 받았을 때는 '5년 생존율'이 기준이 된다. 수술 후 5년 동안 아무 문제가 없다면 '치료되었다'고 판단한다. 그런데 왜 당뇨병은 이보다 더 오랫동안 별 탈이 없어도 위험하다고 하는 걸까?

이것은 포도당이 결합하는 상대인 콜라겐의 수명과 연관이 있다. 포도당이 결합하는 콜라겐의 수명이 길기 때문에 일단 한 번 만들어진 AGE는 체내에 오래 머무른다. 즉 각인을 남기는 것이다.

콜라겐의 수명은 지금까지 알 수 없었으나, 최근에 이것을 측정하는 특수한 방법이 고안되었다. 이 방법에 따르면 피부의 콜라겐은 수명이 약 15년, 무릎 등 관절연골의 콜라겐은 117년이나 된다. 이런 곳에서 만들어진 AGE는 각 콜라겐의 수명만큼 오래 남아 있게 되는 것이다.

AGE는 왜 만들어지나?

AGE는 당과 콜라겐 등의 단백질이 결합할 때 그 반응 과정에서 만들어진다.

원래 당은 인간이 살아가는 데 반드시 필요한 에너지원이다. 하지만 지금은 당을 지나치게 많이 섭취하는 시대다. 글리코겐의 형태로 간이나 근육에 저장되고 남은 포도당은 지방으로 변해 지방세포에 축적되면서 비만의 원인이 된다.

그런데 인슐린이 제 역할을 하지 못하는 당뇨병 환자는 포도당이 세포에 저장되지 않기 때문에 혈중 포도당 과잉 상태가 된다. 그리고 혈액 속에 포도당이 지나치게 많으면 변질을 반복해 AGE가 쉽게 만들어진다.

다음 그림을 보면, 물결 모양의 실처럼 보이는 것이 혈관을 형성

콜라겐에 달라붙는 AGE

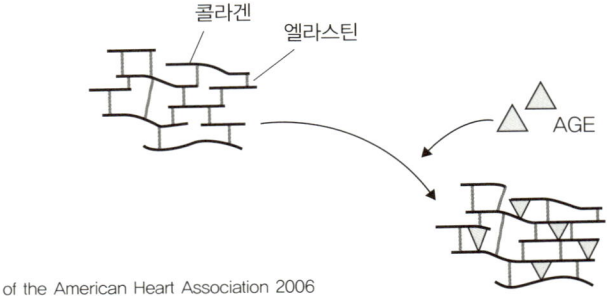

Journal of the American Heart Association 2006

하는 콜라겐이다. 콜라겐은 우리 몸의 단백질 중에서 3분의 1을 차지하며, 특히 피부, 뼈, 연골, 혈관, 치아, 근육 등에 다량으로 들어 있다. 콜라겐을 서로 연결해주고 콜라겐과 더불어 조직에 유연성을 제공해주는 것이 엘라스틴이다. 그리고 이 구조 속에 끼어들어가 조직의 탄력을 떨어뜨리는 것이 삼각형으로 표시된 AGE다.

원래 혈관을 형성하는 콜라겐은 혈관이 딱딱해지거나 끊어지지 않도록 쿠션 역할을 하고 있다. 그런데 AGE로 인해 탄력을 잃어버리면 혈관 자체가 손상될 수밖에 없다. 특히 가는 혈관은 AGE의 영향을 쉽게 받으므로 모세혈관이 많은 눈이나 신장, 신경은 손상되기 쉽다. 즉 당뇨병 합병증이 쉽게 일어나는 것이다.

합병증은 왜 생기나?

 우리 몸은 뭔가 나쁜 일이 일어나면 그것을 없애려고 해독 시스템이 작동한다. 상한 음식을 먹으면 토하거나 설사를 해서 그것을 체외로 배출하고, 감기에 걸리면 열을 내서 바이러스와 싸운다. 이것은 전부 우리 몸이 갖고 있는 해독 시스템에 의한 것이다.
 AGE 역시 인간의 몸에 해를 입히는 것이므로 우리 몸에는 그것을 제거하는 시스템이 있다. 바로 대식세포다. 대식세포에는 AGE 수용체라는 안테나가 달려 있어 AGE의 존재를 감지하면 그것을 먹어치운다.
 하지만 AGE만을 깨끗하게 제거하지는 못하고 AGE가 끼어들어 있는 부분의 콜라겐 일부도 같이 먹어치운다. 그리고 그 부분을 복구하기 위해 대식세포는 증식인자라는 물질을 분비한다. 증식인자에는 새로운 콜라겐을 만들어내는 기능이 있기 때문이다.

그런데 증식인자가 콜라겐을 지나치게 많이 만들어내면 이 때문에 몸에 문제가 생기기도 한다. 당뇨병성 신장질환을 예로 들어 설명해보자.

신장은 여과를 하는 장기로, 내부에 여과지 역할을 하는 기저막이 있다. 그런데 콜라겐이 새롭게 만들어져 그것이 계속 축적되면 기저막이 파괴된다. 이곳을 통해 혈액 속의 단백질이 소변으로 빠져나가 단백뇨가 검출되는 것이다.

즉 고혈당이 계속되면 AGE가 과잉 생산되어 대식세포가 이 AGE를 먹어치우는데, 이때 같이 제거한 콜라겐 부분을 복구하기 위해 증식인자가 분비된다. 그리고 증식인자에 의해 과잉 생산된 콜라겐은 신장의 기저막을 파괴해 당뇨병성 신장질환을 일으킨다.

알츠하이머병과
기미의 원인

AGE는 당뇨병 합병증 외에도 여러 가지 병을 일으킨다. 2장에서 설명했듯이 당뇨병 환자는 암이나 알츠하이머병의 발병률이 높은데, 높은 혈당이 AGE를 많이 만들어낸다는 점을 생각하면 납득이 가는 이야기다.

알츠하이머병은 '베타아밀로이드'라는 독성 단백질이 원인물질로 알려져 있다. 이것이 뇌 속에 축적되어 노인반이라는 검은 반점을 만드는데, 이 반점에 AGE가 많이 쌓여 있다. 이 AGE는 뇌세포를 죽이기도 한다.

AGE는 파킨슨병과도 관계가 있다고 보고 있다. 파킨슨병 환자의 중뇌에는 루이소체라는 단백질 덩어리가 생기는데, 여기에 AGE가 많이 쌓여 있기 때문이다.

AGE가 동맥경화에도 영향을 미친다는 의견이 있다. 동맥경화의 가장 큰 원인은 혈관의 염증인데, AGE가 염증을 일으켜 혈관을 손상시킨다고 보는 것이다. 또한 AGE는 산화 반응을 촉진해 활성산소 같은 프리래디컬(free radical, 화학반응을 쉽게 일으키는 과격한 물질)을 발생시키는데, 이로 인해 동맥경화가 일어날 수 있다.

AGE에 의해 성질이 바뀐 콜라겐은 뼈를 상하게 하기 때문에 골다공증을 일으킨다. 일본정형외과학회의 학술회의에서는 AGE의 과다 형성이 골절을 일으킬 수 있다는 연구 결과가 발표되었다. AGE의 대표격인 펜토시딘이 소변에 많이 함유된 사람일수록 10년 후 골절을 일으킬 위험이 높다고 한다.

지금까지는 골다공증을 예방하려면 골량을 늘리는 것이 제일 좋다고 생각했으나, 이것과 병행해서 AGE가 쌓이지 않도록 해야 할 것이다.

또한 AGE는 피부의 기미에도 많이 축적되어 있으며, 기미를 무서운 피부암으로 바꾸는 일도 AGE의 작용 가운데 하나다. 뿐만 아니라 앞에서 설명했듯이 AGE는 콜라겐을 서로 결합시키는 작용도 하는데, 이로 인해 피부 탄력이 떨어져 주름이 생기거나 피부가 처진다.

AGE가 기미나 주름의 원인물질로 밝혀지자 화장품 회사도 본격적으로 AGE 연구에 착수했다. 예를 들어 에스티로더 연구소에서는 19세부터 70세 사이의 여성 448명을 대상으로 AGE의 양과 피부색의 관계를 조사했다. 그 결과 피부색이 검을수록 피부의 AGE 양이 적었다. 아마도 멜라닌이 자외선에 의해 AGE가 축적되는 것을 억제하기 때문인 것 같다.

흥미로운 것은 나이와의 상관관계로, 39세까지는 나이 외에 비만도 피부의 AGE 양을 높이는 데 영향을 주었지만, 40세가 넘으면 비만 정도에 관계없이 AGE의 양이 증가했다. 이들 세대를 대상으로 화장품 회사들은 피부에 축적된 AGE를 줄이는 크림을 개발하기 시작했다. 앞으로 미용업계에서 이러한 움직임은 더욱 확산될 것이다.

어느 정도 축적되어 있는가

이렇게 무서운 AGE는 우리 몸에 어느 정도 축적되어 있을까?

AGE에 대한 연구는 1960년대부터 활발히 진행되었지만, 내가 미국의 록펠러 대학교에서 당뇨병 연구를 시작했을 때에는 지금처럼 그 정체가 명확히 드러나지 않았다. 그 당시에 밝혀진 사실은 신장이나 눈 등 당뇨병 합병증이 일어나는 부위에는 AGE가 모이기 쉽다는 것뿐, 혈액이나 소변 등에는 축적되지 않는다고 생각했다.

그러나 나는 AGE를 먹은 대식세포가 비장에서 파괴되므로, AGE는 반드시 혈액 속에 섞여 있을 것이라고 생각하고 2년 동안 실험에 매진했다.

혈액 속에 AGE가 존재한다는 것을 증명하기 위해서는 극히 미량의 AGE를 검출해야만 한다. 2년 동안의 실험 끝에 나는 미량의

AGE를 검출하는 방법을 알아냈고, 이 방법을 통해 혈액과 소변에도 AGE가 축적된다는 사실을 증명해냈다.

1992년에 과학 잡지 〈사이언스〉에 발표된 이 논문은 엄청난 반향을 불러일으켰고, 세계 각지에서 질문과 공동연구 요청이 쏟아져 들어왔다. 그 정도로 AGE는 중요한 물질로 간주되었다.

실험 성공과 높은 평가에 용기를 얻은 나는 환자들의 혈중 AGE를 닥치는 대로 검사했다. 그 과정에서 당뇨병성 신장질환의 악화와 AGE 축적에는 깊은 관계가 있다는 사실을 알게 되었다. 당뇨병성 신장질환이 악화된 환자의 혈액에는 건강한 사람의 8배나 되는 AGE가 축적되어 있었다.

이어서 나는 혈액 투석을 할 때 최선의 효과를 끌어낼 수 있는 치료 방법을 찾기로 했다. 투석 기기에는 몇 가지 종류가 있다. 나는 각 기계별로 투석 전후 환자의 혈중 AGE를 측정했다. 그렇게 하여 AGE가 가장 많이 줄어드는 기기를 알아냈다.

미국에서는 사망한 환자로부터 장기를 기증받는 일이 흔한데 이것은 연구에 큰 도움이 된다. 나에게도 이러한 기회가 주어져, 당뇨병으로 사망한 환자의 눈과 신장, 심장 등의 장기를 살펴볼 수 있었다. 놀랍게도 눈과 신장의 합병증이 심할수록 해당 장기에 축적된 AGE의 양도 많았다. 이러한 연구 결과를 종합해서 알게 된 사실은 혈액이나 소변 속의 AGE를 측정하면 합병증이 일어날 위험도를 예측할 수 있다는 것이다.

AGE에도 여러 종류가 있는데, 현재는 약 20종류의 AGE를 측정할 수 있다. 각각의 수치로부터 더 자세한 정보를 얻을 수 있으므로 환자별로 어떤 치료법이 가장 적합한지 알 수 있게 되었다. 물론 중요한 것은 AGE 수치 외에도 소변의 알부민 수치나 혈청 크레아티닌 수치까지 포함해서 해석하는 것이다.

AGE의 축적을 막으려면

AGE는 어쨌든 몸에 축적시키지 않는 것이 중요하다. 이를 위해서는 다음과 같은 점을 주의해야 한다.

① AGE의 재료가 되는 혈중 포도당의 양을 줄인다

혈당치가 높으면 AGE가 증가하기 때문에 혈당치를 낮게 유지하는 것이 가장 중요하다.

② AGE가 많이 함유된 식품은 되도록 멀리한다

AGE는 식품에도 들어 있으며, 조리법에 따라 함유량이 달라진다.

③ 담배 연기를 들이마시지 않는다

담배 연기는 30분만 흡입해도 AGE를 증가시킨다. 직접 흡연은 물론, 다른 사람이 피우는 연기를 마셔도 같은 피해를 입는다. 또한 담배 연기는 당뇨병 합병증의 직접적인 원인이 되기도 한다.

④ 산화스트레스를 받지 않는다

산화스트레스란 호흡에 의해 발생하는 활성산소 등 여러 가지 유해물질이 세포를 손상시키는 것으로, AGE와 더불어 노화를 촉진하는 원흉이라 할 수 있다. 격렬한 운동이나 자외선도 산화스트레스의 원인으로 AGE를 증가시킨다.

건강을 망치고 싶어하는 사람은 없다. 누구라도 더 건강해지기를 바라며, 그러기 위해 나름대로 노력하고 있을 것이다. 그러나 자신의 뜻과는 반대로, 몸에 좋다고 믿었던 것이 오히려 건강을 해치는 경우도 있다.

예를 들어 테니스나 서핑 등 피부를 많이 노출하고 야외에서 즐기는 스포츠는 자외선 대책을 철저히 세워야 한다. 물론 스포츠 자체는 혈당치에도 좋은 영향을 미치고 스트레스 해소에도 도움이 되지만, 열심히 즐긴 결과가 'AGE 증가'로 이어진다면 노력한 의미가 없다.

식품에도 AGE가 많이 함유되어 있다. 우리가 자주 먹는 식품에 AGE가 들어 있다는 사실은 이미 알려져 있었지만, 그것이 건강에 해를 끼친다고는 생각하지 않았다. 그러나 나는 꽤 오래전부터 식품에 함유된 AGE가 인체에 나쁜 영향을 줄지도 모른다고 생각하고 한 가지 실험을 해보았다. 실험쥐를 두 그룹으로 나눠 한쪽에는 보통 물을 주고, 다른 한쪽에는 AGE가 많이 함유된 물을 주었다. 그 결과 AGE가 함유된 물을 마신 쥐는 신장의 기능이 나빠져, 현미경으로 보면 당뇨병성 신장질환이 발생한 것을 확인할 수 있었다.

메일라드 반응

앞에서 설명했듯이 AGE는 당과 콜라겐 등의 단백질이 결합할 때 그 반응 과정에서 만들어진다. 식품과학자들은 이 '단백질 당화 과정'을 20세기 초부터 연구해왔다. 단백질 당화 반응은 프랑스 과학자 메일라드의 이름을 따서 '메일라드 반응(Maillard Reaction)'이라고도 한다. 메일라드 반응은 식품의 맛이나 향, 보존에 영향을 주며 다음과 같은 특징이 있다.

  황갈색으로 변한다
  특유의 반짝임(윤기)이 있다
  단백질을 결합시키는 작용을 한다
  AGE로 변한 단백질은 대사가 잘 안 돼 몸속에 오래 남아 있다

메일라드 반응을 쉽게 볼 수 있는 예로 북경오리구이가 있다. 북경오리는 오리고기를 오븐에서 가열한 요리로, 표면이 반짝거리며 갈색을 띤다. 이것이 메일라드 반응으로, 갈색으로 구워진 부분에는 AGE가 대량으로 함유되어 있다. 된장이나 간장도 콩 단백질의 당화 반응으로 만들어지는데, 여기에도 역시 AGE가 많이 함유되어 있다.

다음 쪽의 표는 대표적인 식품과 조리법에 따른 AGE의 양을 표시한 것이다. 같은 식품이라도 조리법에 따라 AGE의 양이 달라진다는 것을 알 수 있다. AGE의 양이 가장 많아지는 조리법은 불에 직접 굽거나 기름에 튀기는 것이고, 그다음으로 전자레인지에 가열하기, 물에 삶기 순이다.

예를 들어 닭가슴살 90그램을 한 시간 삶을 경우 AGE의 양은 1011이지만, 굽는 경우는 15분 만에 5245까지 올라가며, 튀기는 경우는 불과 8분 만에 6651로 상승한다. 굽거나 튀기면 표면의 색깔이 더욱 짙은 갈색을 띤다. 즉 그 식품이 어느 정도 메일라드 반응을 일으키느냐에 따라 AGE의 양이 달라지는 것이다.

두부(90그램)는 익히지 않은 상태에서는 AGE의 양이 709에 불과하지만 삶거나 볶는 등 열을 가하면 3000을 훌쩍 넘는다. 즉 스테이크는 속까지 완전히 익히는 것(웰던)보다 겉만 살짝 익혀 먹는 편이(레어), 두부는 가능하면 생식하는 편이 AGE를 적게 섭취하게 된다.

AGE의 함유량이 특히 높은 것은 프랑크소시지를 구웠을 때다.

식품에 포함된 AGE의 양

		AGE의 양
고체	아몬드(구운 것)	1995/30g
	아보카도	473/30g
	버터	1324/5g
	캐슈너트(구운 것)	2942/30g
	크림치즈	3265/30g
	마가린(식물성지방)	876/5g
	마요네즈	470/5g
	마요네즈(저지방)	110/5g
	올리브	501/30g
	땅콩버터	2255/30g
액체	시저드레싱	111/15ml
	프렌치드레싱	0/15ml
	이탈리안 드레싱	0/15ml
쇠고기	프랑크소시지(7분간 삶기)	6736/90g
	프랑크소시지(5분간 굽기)	10143/90g
	햄버거(6분간 튀기기)	2375/90g
	햄버거(패스트푸드)	4876/90g
	로스트비프	5464/90g
닭고기	가슴살(껍질 없이)	
	생고기	629/90g
	삶은 것(1시간)	1011/90g
	구운 것(15분간)	5245/90g
	튀김(8분간)	6651/90g
	전자레인지로 가열(5분간)	1372/90g
	가슴살(껍질 붙은 채로)	
	치킨커틀릿(25분간 튀김)	8965/90g
	구운 것(45분)	5418/90g
	치킨너겟	7764/90g

		AGE의 양
돼지고기	베이컨(전자레인지에 3분 가열)	1173/13g
	햄	2114/90g
	소시지(전자레인지에 1분 가열)	5349/90g
생선	연어튀김(10분간 튀김)	1348/90g
	연어(가열하지 않은 것)	502/90g
	훈제연어	515/90g
	참치(간장 넣고 10분간 굽기)	4602/90g
	참치(40분간 굽기)	531/90g
	참치(25분간 굽기)	827/95g
	참치캔	1566/90g
치즈	미국산 가공치즈	2603/30g
	미국산 가공치즈(저지방)	1425/30g
	브리치즈	1679/30g
	고다치즈	1744/12g
	페타치즈	2527/30g
	모차렐라치즈	503/30g
	파르메산치즈	2535/15g
	스위스산 가공치즈	1341/30g
달걀	노른자(10분간 삶기)	182/15g
	노른자(12분간 삶기)	279/15g
	흰자(10분간 삶기)	13/30g
	흰자(12분간 삶기)	17/30g
	달걀(마가린에 튀김)	1237/45g
두부	삶은 두부	3696/90g
	생두부	709/90g
	볶은 두부	3447/90g

Journal of the American Dietetic Association, 104, 1287-91, 2004

프랑크소시지는 생고기보다 가공·보존되는 시간도 길어 먹기 전에 이미 AGE의 양이 많은 상태다. 이것을 구워 메일라드 반응을 일으켰으니 AGE의 양이 엄청날 수밖에 없다. 바비큐파티는 언제나 즐겁지만 통째로 구워진 프랑크소시지에는 눈을 돌리지 않는 것이 좋겠다.

생선은 육류에 비해 가열해도 AGE의 양이 크게 늘어나지는 않지만, 간장을 발라 구우면 육류와 비슷한 수치까지 올라간다. 즉 짙은 갈색으로 구워진 부분에는 AGE가 듬뿍 들어 있다고 생각하면 된다.

하지만 식품 속의 AGE가 전부 체내에 흡수되는 것은 아니다. 연구 보고에 따르면 10퍼센트 정도만 흡수되며, 장기간 체내에 머무르는 양은 6~7퍼센트라고 한다. 최근에는 AGE의 양을 낮추는 물질도 밝혀졌는데, 녹차에 많이 함유된 카테킨도 그중 하나다. 당뇨병 환자에게 녹차는 좋은 해독제라 할 수 있다.

AGE 관련 연구 보고서를 보면 혈당치를 상승시키는 원인인 탄수화물에는 AGE가 별로 들어 있지 않다고 한다. 그러나 혈당치 상승은 체내에서 AGE가 만들어지는 가장 큰 원인이므로 탄수화물이나 당류는 과다 섭취하지 않도록 주의한다.

발암물질 아크릴아미드

메일라드 반응에 의해 만들어지는 여러 종류의 AGE 가운데 아크릴아미드라는 것이 있다. 발암성이 확인된 위험한 물질이다. 이 책의 주제에서 다소 벗어나지만, AGE를 더 잘 이해하기 위해 아크릴아미드에 대해 간단히 설명하겠다.

아크릴아미드가 주목을 받게 된 것은 스웨덴 식품청과 스톡홀름 대학교가 2002년에 발표한 연구 결과 때문이다. 튀기거나 구운 감자에 발암성이 있는 아크릴아미드가 고농도로 함유되어 있다는 것이다.

아크릴아미드는 원래 공업용으로 사용된 물질로, 처음에 스웨덴에서는 이 물질을 공해 문제의 원인으로 보고 조사를 진행했다. 철도 터널공사에서 방수제로 사용되었던 아크릴아미드 때문에 인근

주민이나 공사를 하던 인부들이 신경마비 같은 무서운 증상을 일으켰던 것이다.

그런데 조사를 하던 중 공업용 아크릴아미드에 오염되지 않은 사람의 몸에서도 아크릴아미드가 검출되면서 음식물이 원인이라는 것이 밝혀졌다. 특히 고열로 조리한 감자칩에 대량의 아크릴아미드가 함유되어 있는 것으로 나타났다.

아크릴아미드는 발암성이 있을 뿐만 아니라 유전자에도 문제를 일으키며 동물실험에서는 번식 장애가 발생한다는 사실이 입증되었다. 이렇게 유해한 아크릴아미드가 식품을 가열할 때 만들어진다고는 어느 누구도 예상하지 못했다. 전 세계의 식품업계나 행정당국으로서는 결코 간과할 수 없는 사태였다.

일본에서도 이러한 사태를 심각하게 받아들여 후생노동성과 농림수산성이 본격적으로 연구 조사에 착수했다. 그리고 고온에서 가열한 탄수화물에 아크릴아미드가 대량으로 함유되어 있다는 사실을 발표했다. 구체적으로는 감자칩, 감자튀김, 비스킷, 빵, 시리얼 등 감자나 밀을 원료로 하는 가열식품을 비롯해 여러 가지 식품에 들어 있다고 한다. AGE 중에서도 아크릴아미드에 한해서 말한다면 탄수화물에 많은 것이 특징이다.

아크릴아미드는 섭씨 100도 이상의 고온에서 가열했을 때만 생성된다. 삶는 경우는 최고 온도가 섭씨 100도이므로, 굽거나 튀기는 등 섭씨 120도 이상의 열을 가한 식품에 AGE가 훨씬 많이 함유되어 있다. 조리하지 않은 식품에는 전혀 들어 있지 않으므로, 아크릴아미드는 인간의 진화가 만들어낸 산물인 셈이다.

지금은 아크릴아미드를 비롯해 식품에 함유된 여러 가지 AGE를 측정할 수 있기 때문에, 식품회사도 이들을 줄이기 위해 여러 가지 대처를 하고 있다. 예를 들어 요즘 인기 있는 튀기지 않은 감자칩도 그중 하나다.

안티AGE 치료로
모든 수치가 정상으로 돌아오다

당뇨병 전문의로서 내가 가진 신념은 딱 하나다. 무슨 일이 있어도 환자의 합병증을 막는 것이다.

이를 위해서는 환자와 의사의 협력이 무엇보다 중요하다. 즉 식단이 크게 영향을 미치는 혈당치 조절은 환자가 주체가 되고, 합병증 대책이나 치료 방침은 전문의가 적절히 판단해서 이끌어간다. 그리고 합병증 대책을 세우는 데는 AGE를 측정할 수 있게 된 점이 상당히 큰 도움이 됐다.

50대 남성으로 회사를 경영하고 있는 J씨의 예를 들어보자.

J씨는 30대 후반에 당뇨병이 발병했지만, 당뇨병 환자가 되고 나서 15년 후에야 전문의를 찾아왔다. 검사를 해보니 소변의 알부민 수치는 1530(정상치는 18 이하), 혈청 크레아티닌 수치는 1.34(정상치

는 1.09 이하), 요소질소는 26.8(정상치는 20.0 이하)로 당뇨병성 신장질환이 상당히 진행되어 이미 신부전 상태였다. 눈의 합병증도 증식망막증까지 진행했고 신경장애도 중증이었다. 의심할 여지없이 5단계였다.

신장질환과 관계있는 혈중 AGE 수치와 소변의 AGE 수치는 각각 543(정상치는 268 이하), 108(정상치는 82 이하)이었다. 게다가 산화스트레스 수치도 95(정상치는 80 이하)로 모든 수치가 매우 높아 신부전의 악화가 우려되는 상황이었다.

혈액 투석까지는 시간이 얼마 남지 않았기 때문에 우선 AGE 저해제를 처방하고, 환자에게는 식사로 섭취하는 AGE를 최대한 억제하고 고혈당으로 인해 몸속에서 만들어지는 AGE를 조금이라도 줄여보자고 설득했다. 다음은 당시 J씨의 식사 규칙이다.

콜라는 절대 금지
커피는 하루에 한 잔
간장은 하루에 2cc까지(최대한 삼간다)
육류나 생선의 탄 부분은 절대 먹지 않는다
시리얼 종류는 먹지 않는다
식빵 테두리는 먹지 않는다
설탕이나 꿀은 되도록 삼간다
가열식품은 최대한 피한다

채소는 익히지 않고 그대로 먹는다

빵은 굽지 않는다

절임이나 조림은 먹지 않는다

J씨는 이러한 식생활을 철저히 지켜나갔다. 3개월 후 다시 검사를 받았을 때 그 결과는 놀라웠다. 혈중 AGE가 205, 소변의 AGE는 80, 산화스트레스 수치는 36으로 모든 수치가 정상으로 돌아온 것이다. 더욱 놀라운 사실은 합병증도 개선되기 시작했다는 것이다. 소변의 알부민 수치가 850, 혈청 크레아티닌 수치는 1.04, 요소질소는 19.3으로 5단계에서 4단계로 호전된 것이다.

이것은 그전처럼 약이나 인슐린만으로 혈당치를 조절해서는 얻을 수 없는 성과로, 안티AGE 치료가 매우 효과적이라는 사실을 증명한 좋은 예라 할 수 있다.

비타민이 효과적이다!

물론 안티AGE 치료가 누구에게나 똑같은 효과를 가져다주는 것은 아니다. 5단계까지 진행한 경우 J씨처럼 효과가 급격히 나타나는 일은 거의 없다. 원래 안티AGE 치료는 더 전 단계에 있는 사람들에게 효과적이다.

2단계   합병증이 나타나지 않는 단계에서 합병증 예방
3단계   가벼운 합병증이 나타난 사람의 합병증 치료
4단계   합병증이 상당히 진행된 단계에서 3단계로 개선

이러한 목적으로 사용한다면 안티AGE 치료는 앞으로 당뇨병 치료에 큰 축이 될 것이다.

본격적인 항AGE 치료약은 현재 임상 실험 단계에 있다. 당뇨병 합병증 약은 효험을 증명하는 데 다른 약과는 비교도 안 될 정도로 시간이 많이 걸린다. 따라서 실제 치료 현장에서 본격적인 항AGE 치료약을 사용하기까지는 더 많은 시간이 필요하다.

하지만 반가운 연구 결과도 있다. 우리에게 친숙한 비타민이 안티AGE 치료에 아주 효과적이라는 사실이 밝혀졌다.

예를 들어 비타민 B_6인 피리독신은 알부민뇨를 거의 완벽하게 억제하는데, 그 효과는 AGE 저해제인 아미노구아니딘보다 높다고 한다. 또한 독일의 과학자들은 비타민 B_1인 티아민에 당뇨병성 망막증을 억제하는 효과가 있다는 것을 밝혀냈다.

그러나 아무리 비타민이라고는 해도 치료 목적으로 사용하는 경우는 환자가 혼자서 판단해서는 안 된다. 현재 미국이나 유럽에서 임상 실험 중이므로 그 결과를 기다리는 것이 좋겠다.

한편 미용업계의 연구에 따르면 블루베리에서 추출한 물질을 피부에 바르면 AGE의 체내 축적을 억제하고 주름이나 기미도 예방할 수 있다고 한다. 피부의 AGE량의 측정이 가능해지면 자연식품의 효과도 여러 가지로 밝혀질 것이다.

---

* 아크릴아미드에 대해서는 *Process Induced Food Toxicants*, Edited by R.H.Stadler et. al, p. 23-50, 2009, WILEY 참조.

6장

믿을 것은
정확한 정보와
자신뿐

검사 결과를 흘려듣지 않는다

"당뇨기가 있다는 말을 들었어."

"혈당치가 좀 높은가 봐."

"그대로 두면 당뇨병이 된대."

"혈당치를 조심하라고 하네."

이런 식으로 말하는 사람이 많은데, 이들 대부분은 현실을 파악하지 못하고 있다.

"어쩌면 나중에 당뇨병에 걸릴지도 몰라."

이렇게 생각하고 있는 사람들의 90퍼센트는 앞에서도 이야기했지만 명백하게 당뇨병이다. 아마도 의사는 제대로 이야기해주었을 것이다.

"혈당치가 높군요. 정밀검사를 받아보는 게 좋겠어요."

하지만 인간은 본능적으로 병을 회피하려고 한다. 자신이 당뇨병이라는 것을 인정하고 싶지 않은 것이다. 따라서 듣기 싫은 정보는 대충 흘려듣는다. 상황은 파악하지만, 가장 듣기 힘든 부분은 아무 일도 아닌 척 그냥 흘려보내는 것이다.

의사도 끈질기게 설득하지는 않는다. 당뇨병 같은 만성병은 의사가 할 수 있는 일에 한계가 있다. 본인의 의지가 없으면 소용이 없기 때문이다. 일단 상황을 알려주지만, 본인이 싫어하면 어쩔 수 없다고 그냥 넘어가는 경우도 있다.

만약 암이라면 있을 수 없는 일이다. 의사가 제대로 알려주지 않은 탓에 병을 방치하다가는 환자의 생명이 위험할 수도 있다. 그래서 조금이라도 이상한 곳이 있다면 '정밀검사를 반드시 받아야 한다'고 통지한다. 물론 환자도 암은 무서운 병이니 즉시 정밀검사를 받을 것이고, 다른 의사에게 조언을 구하는 등 적극적으로 대처할 것이다.

그런데 고혈당이라는 이상사태는 조금 안 좋은 정도가 아니라 '충분히 위험한' 상태인데도 그냥 흘려듣고 만다. 의사가 이야기한 것을 축소해서 받아들이는 것이다.

여러 차례 강조했듯이 당뇨병은 나중에 엄청난 대가를 치러야 하는 병이다. 듣기 싫은 이야기를 외면하고 있는 동안 치러야 할 대가는 점점 커져간다. 무서운 합병증이 진행되면 어떤 명의가 치료를 해도 회복하지 못한다.

그러나 당뇨병 자체는 낫지 않는 병이라 해도 일찌감치 치료를 시작하면 합병증을 막을 수 있다. 합병증만 일으키지 않는다면, 당뇨병이라도 건강한 사람과 똑같이 생활하면서 장수할 수 있다.

당화혈색소 수치로
알 수 있는 것

혈당치는 식사 외에도 스트레스 등의 영향을 받으며 하루에도 여러 차례 변화한다. 따라서 혈당치를 낮추는 것은 꼭 필요한 일이지만 그 수치에 일희일비하지 않는 것이 좋다. 그보다 주의를 기울여야 할 것은 당화혈색소 수치다. 검사일의 공복 시 혈당치가 낮다고 해도 이 수치가 높으면 최근 1~2개월 동안의 혈당치가 높았다는 말이다.

즉 당화혈색소 수치는 공복 시 혈당치와는 다르게 속임수가 통하지 않는다. 검사 전날 부랴부랴 식사량을 줄여도 당화혈색소 수치를 보면 모든 게 드러나기 때문이다. 요즘은 당뇨병 환자를 대상으로 하는 검사에서도 아침식사를 거르고 오라는 말은 거의 하지 않는다. 당화혈색소 수치는 아침식사에 좌우되지 않기 때문이다.

당화혈색소는 헤모글로빈(혈색소)에 당이 달라붙은 것이다. 헤모글로빈은 혈액 속의 산소를 운반하는 물질로, 헤모글로빈 전체를 100으로 했을 때 당이 달라붙은 헤모글로빈이 몇 개 있는지를 나타낸 것이 당화혈색소 수치다. 즉 5.8이라는 수치는 5.8퍼센트의 헤모글로빈에 당이 붙어 있다는 말이다.

2장에서 설명했듯이 정상인의 경우 당화혈색소 수치가 5.2퍼센트 미만이면 문제없다고 봐도 좋다. 당뇨병 환자의 경우 6.5퍼센트 이하면 혈당 조절이 잘되고 있다고 본다. 가끔 6.0퍼센트 이하인 사람도 보게 되는데, 환자가 혈당치 조절에 철저하게 노력하는 경우라야 이 정도 수치가 나올 수 있다.

혈당치보다 당화혈색소 수치로 혈당치 조절 상태를 판단하는 것은 세계적인 추세이기도 하다. 2009년 미국 당뇨병학회의 연차학술회의에서는 공복 시 혈당치나 포도당 부하 검사보다 당화혈색소 수치가 당뇨병 검진에 훨씬 정확하다고 권고했다. 일본에서도 2010년

당화혈색소 수치와 평균 혈당치의 관계

당화혈색소 수치(%)	평균 혈당치(mg/dl)
6	126
7	154
8	183
9	212
10	240
11	269
12	298

[계산식] 평균 혈당치 = 당화혈색소 수치 × 28.7 − 46.7

봄에 새로운 당뇨병 기준치가 발표되었는데, 당뇨병으로 판단하는 당화혈색소 수치는 예전보다 낮아진 6.1퍼센트 이상이다.

당화혈색소 수치에서 평균 혈당치를 산출하는 계산식(평균 혈당치 = 당화혈색소 수치×28.7-46.7)이 있으므로, 당화혈색소 수치로 자신의 평균 혈당치를 계산해보자.

당뇨병으로 진단받은 사람이라면 당화혈색소 수치를 적어도 6.5퍼센트 미만으로, 가능하면 6.0퍼센트 미만으로 유지하는 것이 좋다. 당화혈색소 수치가 6.0퍼센트 미만이면, 평균 혈당치는 126mg/dl 전후가 될 것이다. 만약 7.0퍼센트라면 평균 혈당치는 150mg/dl 전후이므로 공복 시 혈당치는 120mg/dl 정도, 식후 혈당치는 200mg/dl 정도로 예측할 수 있다. 당화혈색소 수치가 6.5퍼센트 미만이면 합병증이 거의 발병하지 않으므로, 일반적으로 당뇨병 환자의 당화혈색소 조절 목표는 6.5퍼센트 미만으로 잡는다.

포도당 부하 검사에 대해 알아둘 것

✳ ✳

포도당 부하 검사를 하면 아직 경계형에 머물러 있는지, 아니면 이미 당뇨병에 진입했는지를 판단할 수 있다. 시간은 조금 걸리지만 검사 자체는 아주 간단하다. 물론 아프거나 불쾌하지도 않다.

구체적으로는 75그램의 포도당이 들어 있는 사이다를 마시고 그 후 30분마다 총 다섯 차례 혈당치를 측정한다. 동시에 인슐린 수치도 다섯 차례 측정하는 것이 바람직한데, 이 검사를 하지 않는 의사는 멀리하는 편이 좋다. 혈당치를 낮추는 데 중요한 췌장의 기능은 인슐린 수치로 알 수 있기 때문이다.

또한 당뇨병 환자임이 명확한데도 포도당 부하 검사를 받게 하려는 의사 역시 멀리해야 한다. 예를 들어 공복 시 혈당치가 150mg/dl을 넘는 사람이나 식후 혈당치가 한 번이라도 250mg/dl을 넘은 적이 있는 사람은 이 검사를 절대로 받아서는 안 된다. 이런 사람이 포도당 부하 검사로 대량의 포도당을 섭취하면, 혈당치가 급격히 올라가 혼수상태에 빠지는 등 위험한 사태를 맞을 수 있다.

포도당 부하 검사를 하면 정상인의 경우 혈당치는 〈그림 1〉에서 점선으로 표시된 그래프처럼 변화한다. 대량의 포도당을 섭취했기 때문에 30분 후를 정점으로 해서 혈당치가 올라갔다가 서서히 떨어진다.

주목할 점은 혈당치와 인슐린 수치가 병행해서 움직인다는 것이다. 대량의 포도당이 들어왔다는 것을 감지한 췌장이 즉시 적정량의 인슐린을 분비해 고혈당이 되지 않도록 조절하고 있는 것이다.

하지만 당뇨병 환자의 경우는 〈그림 2〉와 같은 경과를 보인다. 공복 시 혈당치가 높고 인슐린 수치가 모든 시간대에서 낮다. 인슐린이 가장 많이 분비되는 시간도 90분 후로 매우 늦다.

포도당 부하 검사에서 기준이 되는 것은 120분이 경과했을 때의 혈당치다. 이때의 혈당치가 140mg/dl 미만이고 0분 경과 시 혈당치가 110mg/dl 미만이라면 정상으로 판단한다. 정상인은 75그램이라는 대량의 포도당을 단숨에 섭취해도 혈당치가 단 한순간도 140mg/dl을 넘는 일이 없다. 인슐린이 적절하게 분비되기 때문에 어떤 경우에도 70에서 140mg/dl 사이로 조절된다.

0분 경과 시 혈당치가 126mg/dl 이상이거나 120분 경과 시 혈당치가 200mg/dl 이상이면(물론 양쪽 다 해당해도) 당뇨병이다. 정상 수치

그림 1 정상인의 혈당치와 인슐린 수치

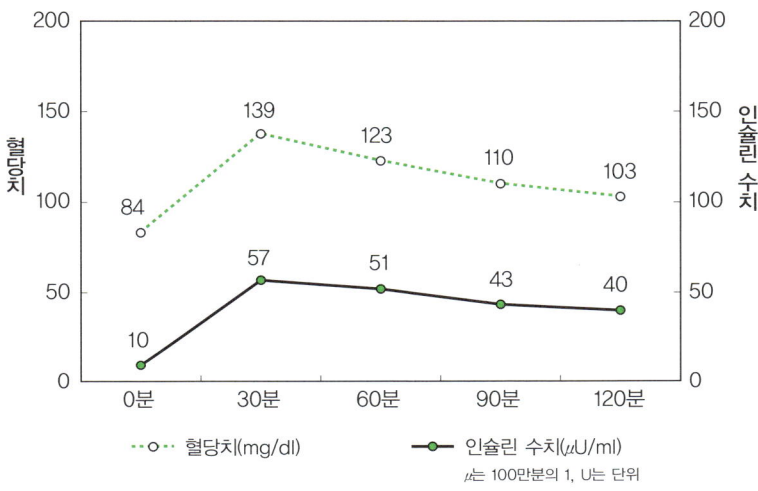

그림 2 전형적인 당뇨병 환자의 혈당치와 인슐린 수치

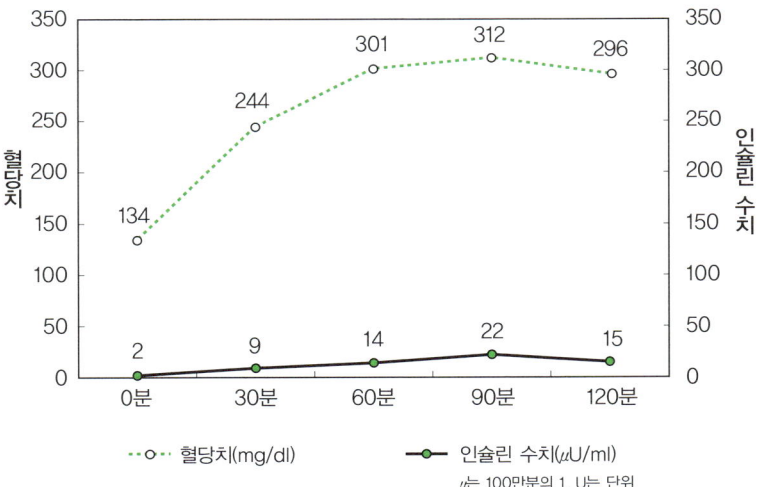

포도당 부하 검사의 판정 기준(정맥혈장 수치)

시간 경과	0분	120분	판정
정상형	110 미만	140 미만	두 조건을 모두 충족하면 정상형
당뇨병형	126 이상	200 이상	어느 한쪽을 만족하면 당뇨병형
경계형	당뇨병형에도 정상형에도 속하지 않으면 경계형		

*단 60분 경과 시 혈당치가 180 이상이면 당뇨병으로 이행하기 쉬우므로 경계형에 준하는 대응을 한다

경계형의 포도당 부하 검사(초진)

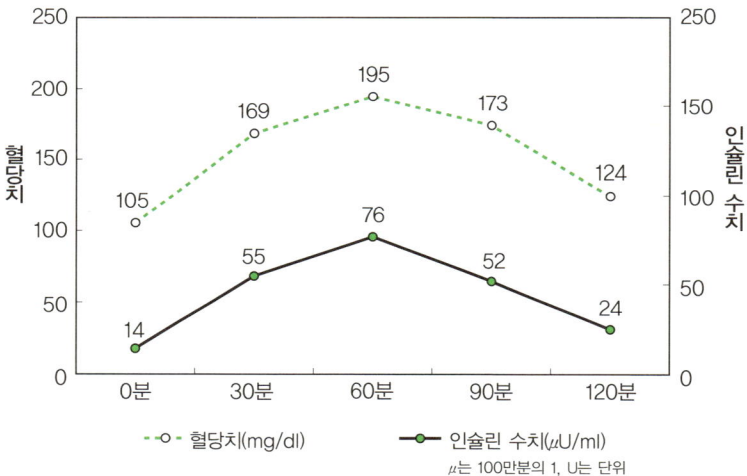

에도 당뇨병 수치에도 포함되지 않는 경우는 경계형으로 판단한다.

단, 이 기준으로 판단할 때 정상 수치에 포함되는 사람 중에 경계형으로 생각해야 하는 경우가 있다. 60분 경과 시 혈당치가 180mg/

dl 이상인 경우다.

앞의 그래프는 여기에 해당하는 사례를 나타낸 것이다. 정상인의 경우 혈당치는 30분을 경과했을 때 가장 높고 그 이후부터는 서서히 떨어진다. 하지만 이 경우는 인슐린이 늦게 분비되는 탓에 60분 경과 시 혈당치가 180mg/dl 이상, 즉 195mg/dl로 가장 높다. 이런 사람은 당뇨병으로 이행하기 쉽기 때문에 경계형에 준하는 대응을 해야 한다.

이처럼 포도당 부하 검사는 혈당치로는 알 수 없는 여러 가지 상황을 알려준다. 혈당치가 불안하게 느껴진다면 한 번 받아보는 것이 좋다.

약으로 당뇨병 이행을 막다

앞에서도 설명했듯이 당뇨병 환자와 그 후보군은 계속 증가하고 있다. 그중에서도 '당뇨병 가능성을 부정할 수 없는 사람'은 10년 동안 2배 가까이 증가했다. 이러한 사람들이 당뇨병으로 이행하지 않도록 하는 것이 급선무다.

미국이나 유럽에서는 경계형 단계에서 약을 사용해 당뇨병 이행을 예방하는 시도를 하고 있다. 다음 그림은 미국에서 진행했던 대규모 예방 프로그램의 결과를 나타낸 것이다. 이 프로그램에서는 경계형 2528명에게 생활습관만 개선하도록 한 것이 아니라, 일부에게는 당뇨병 치료약인 메트포르민을 3년간 투여했다.

그 결과 1년 후에는 418명이 정상으로 돌아왔으며, 2년 후에는 130명, 3년 후에는 52명이 경계형에서 벗어났다. 총 600명(20퍼센트 이상)이 정상으로 돌아온 것이다. 하지만 이렇게 노력을 해도 당뇨병으로 이행하는 사람은 너무나 많다. 자료를 보면 1년 후에는 484명, 2년 후에는 320명, 3년 후에는 570명이나 늘어났다. 생활습관을 개선하기 위해 의사, 영양사, 트레이너, 그리고 심리학자까지 힘을 모아 총력을 기울였는데도 54퍼센트나 되는 사람들이 결국 당뇨병에 걸린 것이다.

2528명이 참가한 이 대규모 실험으로 증명된 것은 당뇨병 예방이

당뇨병 경계형 환자 수의 변화

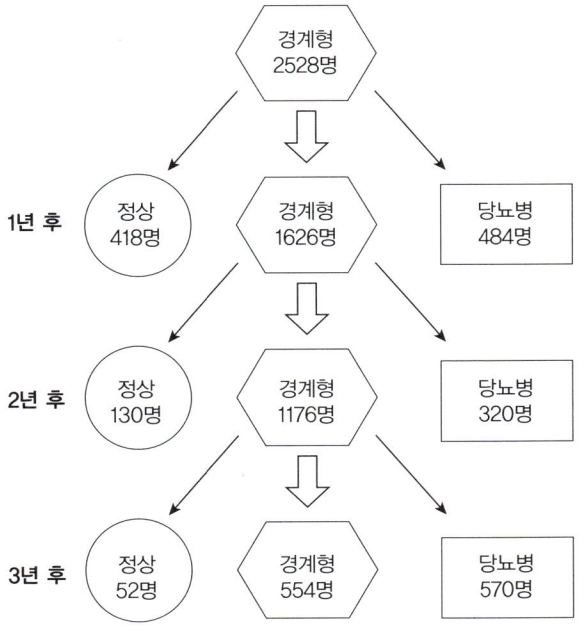

얼마나 어려운가 하는 것이다. 일본만 해도 예비군의 90퍼센트가 당뇨병으로 이행한다.

비만치료제인 올리스타트도 당뇨병 예방 효과가 있다고 알려져 있는데, 연구에 따르면 이 약을 4년간 사용한 사람의 약 40퍼센트가 효과를 보았다고 한다.

대부분의 나라에서는 아직 경계형을 병으로 판단하지 않기 때문에 약을 처방할 수 없지만, 머지않아 이 단계를 예방에 가장 중요한 시기로 인식하게 될 것이다.

일본에서는 얼마 전까지만 해도 경계형에 대해서는 생활습관 개선만이 해결책이라고 생각했다. 생활습관을 개선한 것만으로도 큰 효과가 나타났다는 보고도 있지만, 그것은 어디까지나 영양사나 트레이너가 붙어 있을 경우다. 누군가가 계획을 짜주고 행동을 일일이 제어해주지 않으면 생활습관을 개선하기가 매우 힘들다.

경계형 비율이 높은 중년 남성은 사회활동이 가장 왕성한 시기인 만큼 식사와 운동에 꾸준히 신경 쓰기가 어렵다. 일시적으로 개선했다 하더라도 대부분은 몇 년 안에 원래 상태로 되돌아간다. 자신의 경험을 바탕으로 다이어트 책을 출판한 연예인을 보면 쉽게 이해가 갈 것이다. 책을 출판했을 때는 그렇게 날씬하더니 얼마 지나지 않아 원래 몸매로 되돌아가는 경우가 대부분이다.

물론 생활습관을 개선하는 것도 중요하다. 그러나 오랜 기간 몸에 배어버린 습관이 그렇게 쉽게 바뀌는 것도 아니고, 다이어트에 치중

하느라 일상생활의 즐거움을 놓치는 것도 주객이 전도된 것이다. 따라서 좋은 약을 적절히 사용해서 당뇨병을 예방하려는 시도는 참으로 환영할 만한 것이라고 생각한다.

살도 빠지고
혈당치도 낮아지는 약

"약에 의지하지 않고 치료하고 싶어요."

"인슐린만은 피하고 싶어요."

치료를 하다 보면 약이나 인슐린 치료에 거부감을 표시하는 환자들을 만나게 된다. 약을 오래 사용하면 부작용이 나타날까 걱정되고, 인슐린을 맞게 되면 '이제 가망이 없다'고 생각하기 때문인 것 같다.

좋은 약은 올바르게만 사용한다면 적극적으로 치료에 도입하는 것이 좋다. 약을 싫어한다고 외면한다면 손해만 볼 뿐이다.

단, 여기서 말하는 '올바르게'란 '의사가 지시하는 대로'라는 의미가 아니다. 약이 혈당치에 미치는 효과나 몸 상태의 변화 등을 몸으로 직접 느끼고 이해하는 것은 환자 본인이다. 일방적으로 약을 처방해주기만 하는 의사도 문제지만, 그렇다고 환자도 생각 없이 복용한다면 잘못이다.

최근에 '리라글루티드(liraglutide)'라는 성분의 인크레틴 관련 약이 승인되어 병원에서도 사용할 수 있게 되었다. 인크레틴이란 호르몬의 일종으로 장의 내분비세포에서 분비되며, 혈당치가 상승하면 이에 반응해서 인슐린 분비를 촉진하는 작용을 한다.

다음 그래프는 2009년에 유럽 당뇨병학회에서 발표한 연구 결과다. 인크레틴 관련 약을 사용한 결과 생리식염수를 사용한 대조군에 비해 혈당치가 낮아졌고, 췌장에서 분비되는 인슐린의 양을 나타내는 C-펩티드가 상승했음을 알 수 있다.

GLP-1(인크레틴)이 혈당치와 C-펩티드(인슐린 분비량)에 미치는 영향

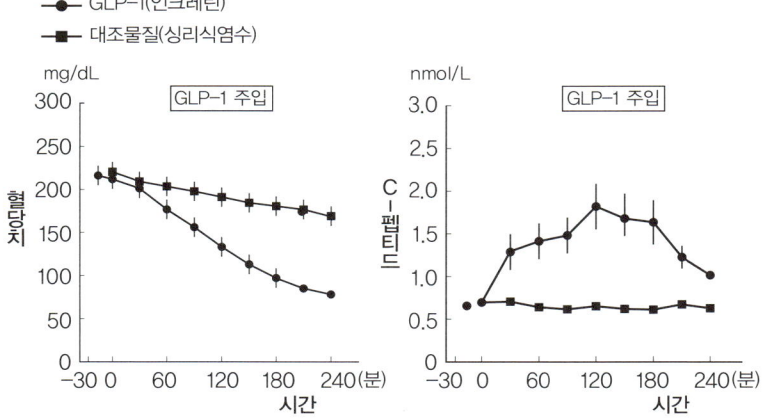

EASD 2009 Flash Report

인크레틴 관련 약에는 환자가 직접 주사하는 타입과 경구약 두 종류가 있다. 주사는 인슐린을 직접 분비시키고, 경구약은 인크레틴을 분해하는 효소의 작용을 억제한다. 인슐린도 그렇지만 인크레틴도 순식간에 분해되기 때문에 인크레틴의 분해를 늦추면 더 나은 효과를 기대할 수 있다. 물론 이러한 경구약보다는 직접 주사하는 편이 효과는 크다.

인크레틴 관련 약은 다음 세 가지 점에서 획기적이라 할 수 있다.

① 감량 효과가 있다

인슐린 치료를 하면 평균 4~5킬로그램 정도 체중이 증가한다. 하지만 이 약에는 감량 효과가 있다. 살도 빠지고 혈당치도 좋아지다니 그야말로 꿈에 그리던 당뇨병 약이 아닌가.

② 베타세포 자체의 기능을 좋게 한다

2형 당뇨병은 췌장베타세포의 기능이 점점 나빠지는 병이다(1형은 베타세포가 기능을 전혀 하지 못한다). 혈당치를 낮추기 위해 약을 사용하거나 인슐린을 맞아야 하지만, 대부분의 약은 췌장의 기능을 오히려 악화시킨다. 그러나 이 약은 췌장베타세포 자체의 기능을 개선하는 작용이 있다. 즉 좀 더 본질적인 치료약이다.

③ 저혈당 증상이 거의 일어나지 않는다

당뇨병 치료약이나 인슐린을 처방하기가 어려운 것은 환자가 저혈당을 일으킬 위험이 있기 때문이다. 처방이 지나치면 저혈당이 일어나고 이것을 우려해 적은 양을 처방하면 더 무서운 합병증을 일으킨다. 하지만 이 약은 이런 염려를 할 필요가 없다.

네덜란드 학자들도 같은 학회에서 인크레틴 관련 약의 효과에 대해 보고했다. 당뇨병 치료약인 메트포르민과 인슐린을 병행해서 사용하는 환자 A그룹과 메트포르민과 엑세나티드(인크레틴 관련 약)를 같이 사용하는 B그룹을 비교했더니, 혈당 조절은 거의 비슷했으나 B그룹은 췌장베타세포의 기능이 개선되었다고 한다. 뿐만 아니라 이 개선 효과는 인크레틴을 중단한 후에도 5개월 이상 지속되었다.

당뇨병은 빨리 대처하면 크게 두려워하지 않아도 되는 병이다. 다행히 예전에는 생각할 수도 없던 신약이 계속 개발되고 있다. 주저없이 전문의를 찾아가 열린 마음으로 치료를 받아보기 바란다.

암 환자를 줄이는 치료법

2장에서 설명했듯이 당뇨병 환자 중에는 암 환자가 많다. 당뇨병이 있는 사람에게는 유쾌하지 않은 이야기겠지만, 그렇기 때문에 예방에 더 신경 쓸 수 있다고도 할 수 있다. 실제로 당뇨병 치료 현장에서는 의사들도 환자의 암을 예방하려는 의지가 강하다.

2009년 9월에 기쁜 소식이 날아들었다. 당뇨병 치료약 메트포르민에 암을 예방하는 효과가 있다는 연구 결과가 발표된 것이다.

다음 그림은 미국에서 1만 2255명의 당뇨병 환자를 추적 조사한 결과다. 8년 후 암이 발생하지 않은 비율을 살펴보면 메트포르민 복용자는 84퍼센트, 메트포르민을 복용하지 않은 사람은 그보다 낮은 77퍼센트임을 알 수 있다.

그 아래의 표는 메트포르민의 암 억제 효과를 나타낸 것이다. 예

메트포르민 복용과 암 발생률의 관계

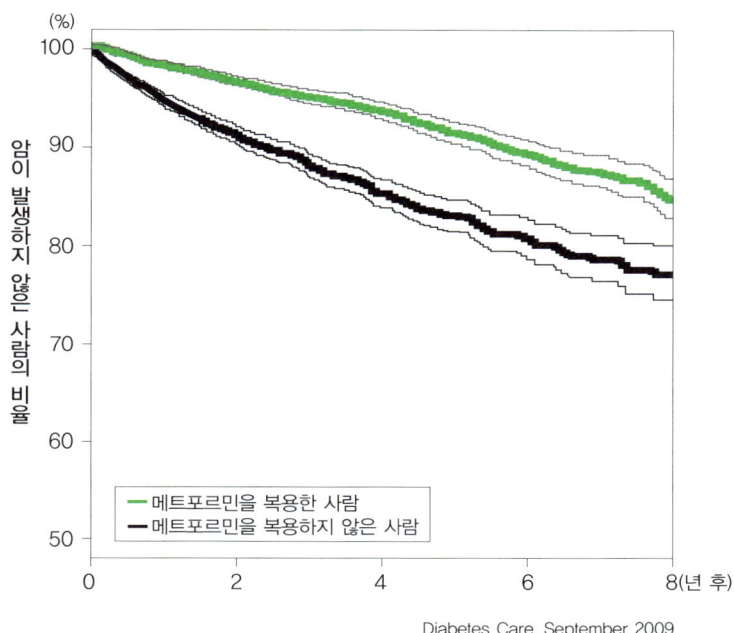

Diabetes Care, September 2009

메트포르민의 암 억제 효과

방광암	0.60
폐암	0.70
유방암(여성)	0.60
암 전체	0.42

메트포르민을 복용하지 않은 경우를 1로 했을 때의 암 발병률
EASD 2009 Flash Report

를 들어 방광암이나 유방암의 경우 메트포르민을 복용하고 있는 환자의 발병률은 그렇지 않은 환자의 60퍼센트에 그쳤다.

어째서 이런 결과가 나타났는지 명확한 이유는 알 수 없지만, 아마도 메트포르민에는 암 발생을 억제하는 특수한 효소를 증강시키는 작용과 암의 성장을 억제하는 작용이 있는 것으로 추측된다.

2009년도 유럽 당뇨병학회에서는 5천 명을 수용할 수 있는 큰 홀이 참석자들로 꽉 찰 정도로 엄청난 주목을 받은 섹션이 있었다. 인슐린과 발암률의 관계에 대한 토론 자리였다. 학회 직전에 '글라진'이라는 인슐린이 암의 발병률을 높일 수 있다는 공격적인 논문이 발표되어, 글라진을 사용하는 전 세계의 당뇨병 환자들을 충격에 빠뜨렸기 때문이다. 다행히 나는 처방하지 않았지만 많은 환자들이 실상을 알고 싶어했다.

결국 학회에서는 글라진이 암의 발병률을 높인다는 증거는 발견되지 않았지만, 계속해서 그 위험성을 조사해나가기로 결론 내렸다. 흥미로운 사실은 인슐린을 단독으로 사용하는 환자보다 메트포르민을 병용하는 환자의 암 발병률이 낮았다는 것이다. 따라서 인슐린만 사용하는 데 불안을 느끼는 환자에게는 메트포르민을 같이 처방하는 것도 한 가지 방법이다.

의학계는 하루가 다르게 발전하고 있다. 최신 정보를 아느냐 모르느냐가 치료 방향에 영향을 미칠 수밖에 없다.

간편해진 인슐린

당뇨병에는 1형과 2형이 있는데, 이 책은 2형 당뇨병과 2형 당뇨병 후보군을 대상으로 하고 있다. 1형 당뇨병은 식생활이나 유전자와는 관계가 없고 바이러스 감염 등으로 갑자기 발병한다. 인슐린 분비세포인 췌장베타세포가 파괴되어 인슐린이 전혀 분비되지 않기 때문에 처음부터 인슐린 치료를 받게 된다.

즉 1형은 2형보다 훨씬 극적으로 발병한다. 이러한 이유 때문인지 2형 당뇨병 환자 중에는 인슐린 주사를 아주 심각한 중증환자가 맞는 것이라고 생각하는 사람이 많다. 완벽한 착각이다. 게다가 보통 주사처럼 맞으면 아플 거라고 믿고 있다. 얼마 전까지도 약과 인슐린 중 어느 쪽을 선택하겠냐고 물으면 열에 아홉은 약을 선택했다.

그러나 최근에는 조금 달라졌다. 인슐린 치료를 적극적으로 받아들이는 환자가 늘어난 것이다. 이런 환자들은 비교적 젊고 당뇨병 치료에 대한 지식도 풍부해 근거 없이 인슐린을 겁내거나 하지 않는다.

당뇨병은 췌장이 약해져 인슐린이 잘 분비되지 않거나 인슐린 저항성 상태가 되는 것이므로, 인슐린을 외부에서 공급받는 것은 아주 적절한 대처법이다.

인슐린 요법의 큰 이점이라면 혈당치를 확실히 내릴 수 있다는 점과 약과는 달리 부작용이 거의 없다는 점이다. 소아당뇨나 임신당뇨, 간이 나쁜 경우 등은 약이 듣지 않거나 부작용이 우려되므로 인슐린으로 치료한다. 인슐린의 양을 지나치게 많이 주입하면 저혈당으로 떨어지는 경우가 있지만, 이것은 주스 같은 것을 마셔주면 즉시 해소된다. 인슐린으로 치료 중인 사람은 주머니에 사탕 같은 것을 준비해두면 좋을 것이다.

요즘 나오는 인슐린 주사는 어린아이라도 충분히 사용할 수 있을 만큼 조작이 간단하다. 주사기는 플라스틱 재질로 사인펜처럼 생겼는데, 뚜껑을 벗기고 복부에 주사기를 눌러주기만 하면 끝이다. 셔츠 위로 주사해도 상관없다.

정교한 기술로 만들어진 주삿바늘은 실처럼 가늘어 통증이 거의 느껴지지 않는다. 일회용이므로 휴대하기도 간편하다.

또한 예전의 인슐린은 식사하기 30분 전에 맞아야 했지만, 지금은 식사 직전에 맞으면 된다. 이것은 인슐린을 맞아본 사람만이 실감할 수 있는 반가운 변화다. 외식을 할 때는 음식이 언제 나올지 정확히 알 수 없기 때문에 식사 30분 전에 주사를 맞기가 쉽지 않다. 최근에는 자기 전에 한 번만 맞으면 되는 인슐린 주사도 나왔다.

　이처럼 인슐린은 계속 개선되고 있으며 현재 판매되고 있는 것만 해도 30종류가 넘는다. 효과가 나타나는 속도나 사용 횟수 등이 종류마다 다르므로 자신에게 가장 적합한 제품을 선택하도록 하자.

빨리 시작할수록 좋다

60세의 K씨가 나를 찾아온 것은 백내장 수술을 받기 위해서였다. 물론 내게 기대하는 것은 안과수술이 아니라 혈당치를 낮추는 것이었다. 2장에서 설명했듯이 혈당치가 높으면 면역력이 떨어져 수술 감염증을 일으킬 수 있기 때문에 수술이 불가능하다.

백내장 수술은 비교적 위험이 적은 수술이지만, 당화혈색소 수치는 8.0퍼센트 이하를 유지하고, 혈당치는 식후라도 250mg/dl을 넘지 않아야 한다. 그런데 K씨는 약물 치료를 해도 당화혈색소 수치는 10.0퍼센트, 혈당치는 공복 시 180mg/dl, 식후 300mg/dl에서 좀처럼 떨어지지 않았다. 나는 자기 전에 한차례 인슐린을 맞아볼 것을 권했지만 K씨는 내켜하지 않았다.

그러나 약물 치료와 더불어 식사요법과 운동까지 병행해도 효과가 나타나기는커녕, 당화혈색소 수치는 오히려 11.0퍼센트로 더 높아졌다. 마침내 약이 듣지 않는다는 것을 깨달은 K씨는 6개월 동안 한정적으로 인슐린 주사를 맞아보기로 했다.

막상 인슐린을 써보니 약으로는 전혀 떨어지지 않았던 당화혈색소 수치가 1년 반 후에는 6.2퍼센트까지 떨어졌다. 그제야 인슐린의 효과를 실감한 K씨는 "이럴 줄 알았으면 더 빨리 시작하는 건데!"라며 안타까워했다.

한편 L씨는 처음부터 인슐린 치료에 적극적이었다. 40대 중반인 L씨는 금융회사에 근무하는 능력 있는 회사원이었다. 3년 전에 당뇨병 진단을 받았지만 바빠서 그대로 방치하다가 나를 찾아왔을 때는 당화혈색소 수치가 10.9퍼센트, 혈당치도 300mg/dl이 넘는 상태였다. 게다가 소변의 알부민 수치가 348이나 되었다. 당뇨병성 신장질환이 이미 상당히 진행한 당뇨병 4단계였다.

L씨의 나이를 생각하면 서둘러 치료를 시작해야 했다. 나는 혈당치를 조절하는 것이 최우선이며, 인슐린과 약의 장점과 단점에 대해 설명했다. 그러자 드물게도 L씨는 처음부터 인슐린 치료를 희망했다. 그리고 15분 만에 인슐린 주사와 자가혈당측정기 사용법을 완전히 익혔다. 방법이 간단해서 일이나 생활에 전혀 지장을 주지 않는다는 것을 확인하고 안심하는 것 같았다.

인슐린 요법을 시작하고 5개월 만에 L씨의 당화혈색소 수치는 5.9퍼센트로 떨어졌다. L씨처럼 바쁘게 생활하는 사람은 간단하고 효과도 확실한 방법을 택해야 한다. 또한 병을 치료하고자 하는 본인의 의지가 강해도 치료 시기가 적절하지 않으면 아무리 좋은 약도 도움이 되지 않는다.

선진국에서는 주사가 아니라 복부에 인슐린이 들어간 팩을 삽입해 리모컨을 누르면 팩에서 적정한 양의 인슐린이 분비되는 방법을 사용하기 시작했다. 팩은 직경 8센티미터 정도의 원형으로 삽입 수술은 15분밖에 걸리지 않는다. 그다음은 식사 때마다 리모컨을 누르기만 하면 된다. 그리고 2개월에 한 번 복부의 팩에 인슐린을 보충해준다.

현재 유럽이나 미국에서는 많은 1형 당뇨병 환자들이 이 기구를 사용하고 있다. 이러한 연구와 노력이 이어지면 꿈으로만 생각했던 인공췌장도 언젠가 완성될 것이다.

시나몬이
혈당치를 낮춘다

요즘에는 건강보조식품 한두 종류쯤 먹지 않는 사람이 드문 것 같다. 나도 환자들에게 건강보조제에 대해 여러 가지 질문을 받는다. 절대 효과가 없다거나 그런 걸 복용하니 차도가 없는 거라고 딱 잘라 말하는 의사도 있다. 그러나 나는 그렇게 하지 않는다. 환자 입장에서는 다양한 방법을 시험해보고 싶고, 그에 대한 의학적 근거가 있는지 의사에게서 직접 듣고 싶을 것이다. 따라서 나는 환자들의 요구에 최대한 부응해서 함께 생각해보려고 한다.

환자가 건강보조식품을 섭취하고 있는 경우 나는 환자들에게 성분표를 보여달라고 한다. 특히 중요한 것은 탄수화물의 양으로, 하루에 10그램 이상 섭취하게 될 것 같으면 권하지 않는다.

또한 의학적 근거가 없다고 판단되는 것에 대해서는 당뇨병에는 효과가 없을 것 같다고 조언한다. 당뇨병에 한해서 말한다면 시나몬은 의학적으로 효과가 증명된 식품이다. 미국 당뇨병학회에서 발간하는 잡지에 흥미로운 기사가 게재된 적이 있다.

60명의 당뇨병 환자를 매일 시나몬을 1그램씩 복용하는 그룹, 3그램씩 복용하는 그룹, 6그램씩 복용하는 그룹, 위약(僞藥)을 복용하는 그룹으로 나눠 60일 동안 계속 복용하도록 했다. 그 결과 시나몬을 먹은 세 그룹은 복용량에 관계없이 혈당치, 중성지방, 콜레스테롤 수치가 크게 개선된 반면, 위약을 복용한 그룹은 전혀 개선되지 않았다.

시나몬은 인슐린의 기능을 강화하는 작용과 항산화작용이 있다고 알려져 있었다. 이 실험을 통해 기대 이상의 효과가 있다는 것이 밝혀진 것이다.

권위 있는 미국 당뇨병학회가 건강보조식품의 효과를 실험한다는 것이 의외라고 생각할지도 모르겠다. 그러나 당뇨병 약은 장기간에 걸쳐 복용해야 하기 때문에 부작용이 우려된다. 따라서 신약 개발에만 힘을 쏟을 것이 아니라 천연식품 중에서도 효과가 있는 것을 찾아야 한다는 의식이 자연스럽게 형성되었다.

내 환자 중에도 시나몬으로 혈당치를 상당히 낮춘 사례가 있었다. H씨는 40대 초반의 남성으로 처음 병원에 왔을 때는 당화혈색소 수치가 무려 9.9퍼센트나 되었다. H씨는 약에 거부감이 심해 약물 치료는 하지 않기로 하고 탄수화물의 양을 줄이면서 하루에 3그램씩 시나몬을 섭취했다. 그 결과 4개월 만에 당화혈색소가 5.5퍼센트로 뚝 떨어졌다.

은행잎 추출물도 의학적 근거가 있는 식품이다. 은행잎 추출물은 뇌의 혈류 개선 효과가 있으며 알츠하이머병과 당뇨병성 망막증을 예방하는 데 도움이 된다. 나도 애용하고 있는데, 일본에서는 식품위생법에 의해 일반식품(건강식품)으로 분류되지만, 다른 나라에서는 의학적 근거가 있는 의약품으로 분류되는 경우가 많다.

단, 건강보조식품은 약품이 아닌 만큼 질이 좋지 않거나 엉터리도 많기 때문에 출처가 확실한 제품을 선택하는 것이 중요하다.

H씨 말로는 시장에 나도는 시나몬은 대부분 베트남제로 향이 강하고 물에 녹지 않아 먹기 힘들다고 한다. 혈당치를 낮추기 위해 대량 복용하는 경우는 가반(gaban)이라는 브랜드가 커피에도 잘 녹고 먹기에도 좋다고 한다.

내가 복용하고 있는 은행잎 추출물은 독일에서 제조된 것으로 '표준화된 유출제품(Standardized Extract)'이라는 표시가 있는 것을 구입한다. 독일이나 미국 제조사는 은행잎에서 징콜릭산이라는 알레르기 물질을 제거하고 플라본 글리코시드 등의 유해성분을 안정시켜 추출하는 기술을 갖고 있다.

하지만 시중에는 은행잎 건조분말을 캡슐에 집어넣기만 한 가짜 상품도 유통되고 있다. 제조 과정에 문제가 있는 제품은 아무리 싸더라도 멀리해야 할 것이다.

전문의에게
진료받을 것

당뇨병 전문의가 아니라면 의사라도 당뇨병의 진정한 심각성을 알지 못하는 경우가 많다.

당뇨병도 암과 마찬가지로 중대한 병이지만 전문의가 절대적으로 부족하다. 예를 들어 폐암 분야의 명의는 도쿄의 경우 10명 정도로 충분하다고 생각한다. 도쿄에서 매년 2천 명의 환자가 발생한다고 치고 10명의 명의가 연간 200건의 수술을 담당해주면 될 것이라는 계산에서다.

한편 일본의 당뇨병 환자는 2008년 현재 890만 명이다. 도쿄를 중심으로 하는 관동지방만 꼽아도 340만 명이나 된다. 게다가 환자가 계속 급증하는 추세이므로 수만 명 단위의 당뇨병 전문의가 필요한 셈이다. 하지만 현실은 3700명을 조금 넘는다.

어느 대학병원에서 전공의들에게 설문조사를 했는데 당뇨병 전문의를 희망하는 사람은 한 명도 없었다고 한다. 확실히 심장외과 같은 전문 과목은 멋지게 보인다. 생사의 갈림길에서 수술이 성공하면 신처럼 떠받들어지고 의사로서 느끼는 성취감도 그만큼 크다.

이에 비해 당뇨병 전문의가 하는 일은 수수하기 짝이 없다. 정기적으로 병원을 방문하는 환자에게 상태를 물어보거나 검사를 하는 일의 반복이다. 그러나 이러한 반복이야말로 당뇨병 전문의의 재산이다. 외과의사에게 필요한 것은 수술 실력이겠지만, 우리 당뇨병 전문의에게는 지식과 경험이 무엇보다 중요하다.

나는 현재 매달 천 명 이상의 환자를 진찰하고 있다. 그리고 30년에 걸친 긴 임상 경험을 갖고 있다. 중간중간 해외 논문을 검토하고 학회에 출석하면서 공부도 하고 있다. 이러한 지식과 경험을 살린 덕분에 내가 처음부터 진료한 환자 중에는 실명한 사람이 단 한 명도 없으며, 투석을 받거나 괴저가 일어난 경우도 없다. 나는 이 점에 대해 전문의로서 자부심을 갖고 있다.

뇌신경외과 의사에게 당뇨병 치료를 맡긴 환자가 있었다. 뇌출혈로 쓰러져 뇌신경외과 의사에게 수술을 받고 생명을 구했다. 여기까지는 좋다. 그리고 후유증이나 다른 문제는 없는지 정기적으로 진찰을 받는 것도 필요하다. 하지만 그 김에 당뇨병 치료도 같이 받는다는 이야기를 듣고 나는 너무나 걱정이 됐다. 이외에도 피부과 의사에게 당뇨병 문제를 상담하는 환자도 있었다.

이런 경우는 환자에게만 책임이 있는 것이 아니다. 의사가 당뇨병을 가볍게 생각하고 있으니 환자가 그렇게 행동하는 것도 당연하다. 의사가 진찰받으러 온 김에 당뇨병도 봐주겠다고 하면, 환자는 당뇨병을 간단한 병이라고 여기고 안심한다. 그러다가 결국 실명을 하고 투석을 하게 되는 것이다. 실제로 이런 일이 수없이 일어난다.

가끔 내게도 이런 환자가 찾아온다. 그러나 합병증이 이미 진행한 뒤에는 어떤 치료도 소용이 없다. 합병증을 막을 방법이 없기 때문이다. 너무나 안타까운 일이다.

꾸짖는 의사는
무조건 피한다

어느 40대 남성은 병원에 처음 방문했을 때 이렇게 말했다.

"꾸짖지 말아주세요. 전 혼나고 싶은 게 아니라 치료를 받으러 왔습니다."

지금까지 만난 많은 의사들이 그에게 이렇게 말했다고 한다.

"이러다간 곧 실명을 하게 될 겁니다."

"혈액 투석을 하게 돼도 좋습니까?"

"왜 이렇게 운동을 안 해요?"

"제대로 좀 하셔야죠!"

이 때문에 그는 치료할 마음이 싹 사라졌다.

"회사에서도 툭하면 혼이 나는데 병원에서까지 그런 소리를 들어야 하나요? 의사를 만나는 것 자체가 스트레스였습니다."

인슐린이 필요한 단계까지 당뇨병이 진행한 것은 의사 탓도 크다고 생각한다. 어쨌든 고통을 받는 것은 의사가 아니라 환자다. 실명을 하고 싶은 사람이 누가 있겠는가? 굳이 묻지 않아도 혈액 투석 같은 것은 받고 싶지 않을 것이다. 그것을 피하려고 병원에 가는 것인데, 의사로부터 안 좋은 소리만 들으니 병원 자체가 싫어지는 것도 당연하다.

의사도 나쁜 뜻이 있어서 그러는 것은 아니지만, 결과적으로 그런 태도가 환자를 치료에서 멀어지게 했다면 깊이 반성해야 한다.

무작정 입원을 권하는 것이 싫어 병원에 안 간다는 환자도 있다. 흔히 말하는 '교육입원'이다. 당뇨병을 대수롭지 않게 생각하는 환자를 병원에 가둬두고 교육을 하려고 하니 거부감이 드는 것은 당연하다.

당뇨병 환자는 40대에서 60대가 많은데 이들은 대부분 회사에서 왕성하게 일하며 많은 것들을 책임지는 입장에 있다. 위독한 경우라면 모르지만, 지루한 교육을 받기 위해 2주일이나 바쁜 시간을 비워두고 입원을 할 사람은 없을 것이다.

R씨는 자신이 진짜 입원을 해야 하는 상황인지를 알고 싶어 나를 찾아왔다. 그때 R씨의 당화혈색소 수치는 8.0퍼센트였다. 나는 "입원하기 전에 먼저 혈당을 직접 측정하면서 혈당 조절을 해보자"고 제안했다. R씨는 열심히 따라와주었고, 반년 후에는 당화혈색소 수치가 5.8퍼센트까지 떨어졌다. 당연히 입원할 필요도 없어졌다.

당뇨병 전문의에게는 환자의 마음을 여는 능력이 무엇보다 중요하다. 내가 당뇨병 전문의가 된 것은 말하기 좋아하고 사람들과 잘 어울리는 성격을 살릴 수 있다고 생각했기 때문이다. 이야기하는 것이 즐거운 의사를 선택하는 것도 당뇨병과 잘 지내는 데 꼭 필요한 요소다.

단, 환자를 지나치게 배려해서 애매하게 말하는 의사는 좋지 않다. 당뇨병은 심각한 병이다. 치료 시기가 늦어지면 돌이킬 수 없는 사태를 맞게 된다. 따라서 현재 상황을 환자 본인이 확실히 직시할 수 있도록 정확하게 설명해주는 의사를 만나는 것이 좋다.

공부 안 하는
의사가 많다

물론 아무리 성실하고 만나면 즐거운 의사라도 적절한 치료를 하지 못한다면 아무 소용이 없다. 당뇨병 치료법은 하루가 다르게 발전하고 있는데, 공부가 부족해서 예전의 치료약이나 인슐린을 환자에게 처방하는 의사가 상당히 많다.

눈이 나쁜 사람도 쉽게 쓸 수 있는 일회용 타입의 인슐린이 나와 있는데도, 망막증이 진행된 환자 중에 굳이 용기를 다시 채워넣는 옛날 타입을 사용하는 사람이 있다. 환자를 생각한다면 담당의사가 어떻게 이런 처방을 내릴 수 있는지 이해가 되지 않는다.

당화혈색소 수치가 9.0퍼센트를 넘어가 합병증 위험 때문에 약을 먹고 있는데, 아무리 해도 수치가 내려가지 않는다고 한탄하는 환자도 있었다. 효과가 없는 약을 계속 처방하는 의사는 솔직히 말해 의사 자격이 없다고 생각한다. 그사이 환자의 증상은 계속 악화될 뿐이다. 치료의 목적은 약을 처방하는 것이 아니라 혈당치를 낮춰 합병증을 막는 것이다.

약을 산더미처럼 처방하는 경우도 의사가 치료를 정확하게 하지 못한다는 증거다. 4종류의 당뇨병 약과 위장약을 합쳐 하루에 22알이나 되는 약을 처방받은 환자가 나를 찾아왔다. 그 환자는 "이렇게 많이는 못 먹으니 꼭 필요한 약만 골라달라"고 부탁했다. 나는 그중에서 2개만 선택하고 식사·운동과 혈당치의 관계에 대해 설명해주었다. 그 후 그 환자의 혈당치는 크게 개선되어 약을 복용할 필요가 없어졌다.

효과가 없는 약을 계속 처방하는 의사 중에는 인슐린 치료가 아예 머릿속에 들어 있지 않은 사람도 있다. 약이 더 이상 효과가 없다면 인슐린으로 전환하는 것은 당연한 일이다. 합병증이 악화해 실명하거나 혈액 투석을 하는 경우는 인슐린 치료를 받고 있는 사람보다 약으로 치료하던 사람에게 압도적으로 많이 나타난다. 즉 이러한 비극은 의사가 적절한 시기에 인슐린으로 전환하지 못했기 때문에 일어나며, 상상 이상으로 많이 존재한다.

잘못된 검사를 하는 의사도 있다

당뇨병 치료는 정기적인 검사가 반드시 필요하다. 제대로 검사도 하지 않고 치료에 임하는 의사는 반드시 피해야 한다.

앞에서 설명했듯이 요즘에는 혈당치의 개선 정도를 당화혈색소 수치로 판단한다. 하지만 아직까지 이 검사를 하지 않는 의사가 있다. 만약 공복 시 혈당치만으로 당뇨병을 판단한다면, 그것은 겉만 보고 본질은 보지 않는다는 증거다. 당뇨병이 보이지 않는 곳에서 조용하지만 심각하게 진행되고 있다는 인식이 부족한 것이다.

소변의 알부민 수치를 검사하지 않는 의사도 이해가 안 된다. 어느 날 한 남성 환자가 당뇨병 전문의에 대해 소개한 신문기사를 읽고 나를 찾아왔다. 53세의 Q씨는 그때까지 진찰을 받았던 내과의사가 친절하고 불만도 없지만, 전문의란 어떤 것인지 알고 싶다고 했다.

Q씨의 당화혈색소 수치는 6.2퍼센트로 그렇게 높지 않았지만, 소변의 알부민 수치가 540(정상치는 18 이하)으로 당뇨병성 신장질환이 3기까지 진행되어 있었다. 당뇨병 단계로는 4단계다.

Q씨는 주치의에게 신장 기능은 전혀 문제없다고 들었던 터라 내 설명에 소스라치게 놀랐다. 주치의는 당화혈색소 수치가 높지 않아 합병증은 아직 진행되지 않았다고 생각한 모양이지만, 엄청난 실수를 저지른 것이다. 이 때문에 치료 시기가 늦어진 것이다. 혈당치나 당화혈색소 수치 검사는 물론 신경의 합병증, 신장의 합병증, 눈의 합병증 등 모든 곳을 꼼꼼히 따져봐야 한다.

신장의 합병증 진행 정도를 판단하려면 소변의 알부민 수치를 검사해야 한다. 하지만 나를 찾아온 환자의 90퍼센트는 이 검사를 한 번도 받지 않았다고 했다. 이들은 혈당치만을 기준으로 치료를 해왔기 때문에 합병증에 신경 써야 할 소중한 몇 년을 그냥 흘려보내고 말았다.

많은 의사와 환자들이 다음과 같은 치명적인 오해를 하고 있다.

"당화혈색소 수치가 높기 때문에(혈당치 조절이 잘 안 되기 때문에) 합병증이 일어난다. 하지만 당화혈색소 수치를 낮추면 합병증은 낫는다."

일단 합병증이 진행되면(소변의 알부민 수치가 올라간다), 당화혈색소 수치가 정상이라도 합병증은 낫지 않는다. 합병증은 초기 단계(3단계)라면 충분히 치료할 수 있는데, 여기서 전문의의 실력이 발휘된다고 할 수 있다.

검사에 대해 잘못된 인식을 갖고 있던 또 다른 의사를 알고 있다.

앞에서 나는 공복 시 혈당치가 150mg/dl을 넘는 사람은 포도당 부하 검사를 해서는 안 된다고 설명했다. 자칫하면 환자의 생명이 위험할 수 있기 때문이다. 그런데 이러한 상황에서 포도당 부하 검사를 하는 의사가 있다.

원래 포도당 부하 검사는 당뇨병인지 아닌지를 판단하기 위해 실시하는 검사다. 즉 애매한 부분을 확실히 하는 것이 목적이다. 공복 시 혈당치가 150mg/dl을 넘는, 누가 봐도 확실한 당뇨병 환자에게는 할 필요가 없다.

U씨는 60대 후반의 남성으로 내 얼굴을 보자마자 이렇게 말했다.

"근처 병원에서 검사를 했는데 의사가 당뇨가 심하다고 했어요. 선생님이 좀 봐주세요."

U씨는 검사 결과를 가지고 왔다. 기록을 보고 나는 등골이 오싹해졌다.

2월 3일 공복 시 혈당치 224mg/dl
2월 17일 공복 시 혈당치 262mg/dl

이 두 차례의 검사만으로도 U씨가 중증의 당뇨병이라는 것을 명백히 알 수 있다. 그다음으로 해야 할 일은 합병증의 진행 정도를 알아보는 검사다. 그런데 당치 않게도 그 의사는 U씨에게 포도당 부하 검사를 받게 했던 것이다. 이것이 얼마나 위험한 일인지 몰랐기 때문이겠지만, 친절하게도 그 결과까지 첨부해놓았다.

2월 24일 포도당 부하 검사
0분 경과 시 혈당치 225mg/dl
30분 경과 시 혈당치 451mg/dl
60분 경과 시 혈당치 552mg/dl
90분 경과 시 혈당치 670mg/dl
120분 경과 시 혈당치 521mg/dl

포도당 부하 검사는 75그램이나 되는 대량의 포도당을 물에 녹여 단숨에 마셔야 한다. 너무 달아서 못 마시겠다는 사람이 많아 탄산을 첨가해 사이다로 만들어놓을 정도다. 이 정도의 포도당을 공복 시 혈당치가 200mg/dl 이상인 중증 당뇨병 환자가 섭취하면 어떻게 될까.

혈당치가 800mg/dl을 넘어가면 혼수상태에 빠질 위험이 있는데, U씨는 670mg/dl까지 올라갔다. 실제로 그다음 날부터 며칠 동안 머리가 멍하고 졸음이 쏟아졌다고 한다. 초고혈당의 영향 때문일 것이다. U씨는 하마터면 혼수상태에 빠질 뻔했다.

체험담에 주의한다

당뇨병 환자가 급증하고 있는 탓인지 당뇨병에 관한 책이 많이 출판되고 있다. 이들은 크게 2종류로 나눌 수 있는데, 그중 하나는 당뇨병 치료나 생활방식에 대해 전문가가 쓴 책이다. 이 책도 여기에 속한다.

또 하나는 최근에 늘고 있는 투병기 형식의 책이다. 당뇨병 외에 암, 심장병, 뇌경색, 우울증, 아토피 등 심각하거나 만성적인 질병에서 '살아 돌아온' 기록을 통해 그 병에 대한 지식과 용기를 얻는 게 목적일 것이다.

이러한 책은 드라마틱하고 쉽게 읽히기 때문에 인기가 높다. 물론 참고해서 나쁠 건 없지만 주의해야 할 점은 당뇨병 전문의가 쓰지 않은 것이 대부분이라는 사실이다. 이 말은 정보가 한쪽으로 치우쳐 있다는 의미다. 잘못된 정보라는 말이 아니다. 편향된 정보란 말이다.

예를 들어 위암을 극복한 사람의 투병기에는 그 사람이 받은 치료도 소개되어 있는데, 그 치료법은 그 사람에게는 맞았을지 몰라도 다른 위암 환자에게는 적절하지 않을 수 있다.

만약에 이것을 위암 전문의가 썼다면, 그 사람의 사례를 소개하되 많은 독자들에게 골고루 통하는 정보를 중심으로 이야기를 풀어나갈 것이다. 따라서 독자들은 '이 치료법이 좋다'가 아니라 '이러한 치료법도 있다'고 이해하게 된다. 당뇨병 전문의로서 나는 이러한 이해가 빠져 있는 편향된 정보가 떠도는 것이 걱정된다.

그래도 저자가 의사가 아니라 연예인이나 운동선수라면 독자도 처음부터 곧이곧대로 받아들이지는 않을 것이다. 하지만 저자가 다른 분야의 의사라면 어떨까? 의사가 썼으니 틀림없을 것이라고 생각할지도 모른다.

넘쳐나는 당뇨병 관련 책 중에는 저자가 의사라도 당뇨병 전문의가 아닌 경우가 많다는 점을 명심하기 바란다. 잘못된 내용은 쓰여 있지 않을지도 모르지만, 이런 책은 공통적으로 한 가지 오해를 하고 있다. 혈당치를 낮추면 모든 것이 해결된다고 생각하는 것이다. 당뇨병의 본질은 합병증인데, 이 부분이 완전히 빠져 있다.

당뇨병은 나타나는 방식이 저마다 다른 병이다. 30년간 수많은 환자들을 봐왔지만 똑같은 경우는 한 번도 없었다. 합병증 정도도 여러 가지다. 이것을 판별해서 최선의 치료를 제공하는 것이 당뇨병 전문의의 역할이다.

당뇨병이라는 골치 아픈 만성병을 극복하는 데는 두 명의 주치의가 필요하다. 그중 한 사람은 환자를 잘 이해하고 함께 싸우며 합병증을 어떻게든 막아주는 전문의다. 또 한 사람은 환자를 누구보다 잘 알고 있고 잘못된 정보에 휘둘리지 않는 환자 자신이다.

맺는 글

당뇨병 전문의로서 내가 항상 바라는 것은 당뇨병 환자를 한 명이라도 더 혈액 투석으로부터 지켜내는 것입니다.

지금은 당뇨병 합병증 치료도 상당히 진보해서 가벼운 단계의 합병증이라면 완전히 나을 수 있습니다. 즉 누구라도 일찍 손을 쓰면 혈액 투석 같은 것은 안 하고 살 수 있지요. 그러나 실제로는 매년 1만 6천 명이나 되는 사람이 혈액 투석을 필요로 하고 있습니다. 참으로 안타까운 현실이 아닐 수 없습니다.

이 책을 읽으면 혈액 투석을 어떻게 해야 피할 수 있는지 확실히 알 수 있습니다. 독자들뿐만 아니라 모든 당뇨병 환자에게 이제 당뇨병은 더 이상 공포의 대상이 아니기를 진심으로 바랍니다.

저는 특별히 잘난 것도 없는 평범한 의사입니다. 골프도 못하고 자동차에도 전혀 흥미가 없습니다. 이런 제가 30년 동안 계속해온 일이 하나 있습니다. 당뇨병에 관한 최신 영어 논문을 훑어보는 것입니다. 때로는 학생 때처럼 모르는 단어와 씨름하기도 하지만, 이 일이 정말이지 너무나 즐겁습니다.

예를 들어 저녁식사 때 와인을 마시면 다음 날 아침 공복 시 혈당치가 22mg/dl 정도 떨어진다는 연구 보고를 읽으면, 그다음 날 외래진료 때는 이 이야기로 후끈 달아오릅니다. 당뇨병 치료약에 암 예방 효과가 있을지도 모른다는 보고가 있으면, 당장이라도 환자에게 달려가 "지금 복용하는 약이 암을 줄일 수도 있답니다"라고 이야기하고 싶어 안달이 납니다.

그러면 환자들도 적극적으로 질문합니다.

"선생님, 인슐린을 꼭 주사로 주입해야 하나요? 다른 방법은 없어요?"

"해외 보고서에 따르면 있기는 한데 별로 인기가 없나 봐요."

이런 식으로 질문과 답변이 오가다 보면 어느덧 진료시간이 끝나게 됩니다.

의학적 근거가 부족한 해외 정보를 환자에게 알려서는 안 되며, 해외 정보는 원래 도움이 안 된다고 생각하는 의사도 많은 것 같습니다. 그러나 저는 제가 알게 된 새로운 정보를 환자들에게 거리낌 없이 전달합니다. 치료란 의사 혼자서 일방적으로 하는 것이 아니기 때문입니다. 환자와 의사는 전쟁터에서 함께 싸우는 동지입니다. 그리고 정보는 서로 공유하는 것입니다.

저는 환자의 좋은 상담자가 되고 싶습니다. 저에게 있어 가장 신뢰할 만한 상담자는 환자니까요. 저는 환자들에게 많은 것을 배웠습니다. 이런 환자들을 어떻게 해서든 합병증으로부터 지켜내고 싶습니다.

마지막으로 두 가지 중요한 포인트를 이야기하고 싶습니다. 이 책을 통해 가장 전하고 싶은 메시지입니다. 꼭 마음에 새겨두시기 바랍니다.

첫째, 당뇨병 치료는 혈당치를 낮추는 것이 아닙니다. 합병증을 일으키지 않는 것이지요. 만약 합병증을 일으켰다면 가장 중요한 것은 즉시 치료하는 것입니다.

둘째, 합병증에 대해 올바른 지식을 갖고 있으면, 실명이나 투석에 대한 걱정은 전혀 할 필요가 없습니다.

마키타 젠지